LINCHUANG HULI JICHU LILUN YU SHIJIAN

临床护理基础理论与实践

王晓云 等 主编

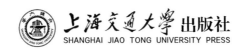
上海交通大学 出版社
SHANGHAI JIAO TONG UNIVERSITY PRESS

内容提要

　　本书在撰写过程中坚持实用为主，全面系统地阐述了呼吸内科、神经内科、肾内科、普外科、骨外科及妇科常见病与多发病的护理。针对各种疾病，没有大篇幅地介绍其病因、发病机制、临床表现、实验室检查等基础知识，而对其护理诊断、护理评估、护理措施等与临床护理密切相关的内容进行了重点讲解。本书具有科学、先进、系统等特点，在介绍各种疾病护理要点的同时兼顾有关护理基础理论知识及基本操作技能的介绍，适合各级医院护理工作者参考阅读。

图书在版编目（CIP）数据

　　临床护理基础理论与实践 / 王晓云等主编. --上海 ：
上海交通大学出版社，2022.9
　　ISBN 978-7-313-25890-8

　　Ⅰ．①临… Ⅱ．①王… Ⅲ．①护理学 Ⅳ．①R47

　　中国版本图书馆CIP数据核字（2021）第233175号

临床护理基础理论与实践
LINCHUANG HULI JICHU LILUN YU SHIJIAN

主　　编：王晓云 等
出版发行：上海交通大学出版社
邮政编码：200030
印　　制：广东虎彩云印刷有限公司
开　　本：710mm×1000mm 1/16
字　　数：226千字
版　　次：2023年1月第1版
书　　号：ISBN 978-7-313-25890-8
定　　价：198.00元

地　　址：上海市番禺路951号
电　　话：021-64071208
经　　销：全国新华书店
印　　张：13
插　　页：2
印　　次：2023年1月第1次印刷

编委会

◎ **主　编**

王晓云　高丽娜　刘海莲　景　丽

熊华英　邵　华

◎ **副主编**

牛肖肖　刘　欢　赵晶莹　王海英

刘元媛　朱梦云　蔡颂娟　张　晶

赵丰清

◎ **编　委**（按姓氏笔画排序）

王卫东　王思园　王晓云　王海英

牛肖肖　朱艳梅　朱梦云　刘　欢

刘元媛　刘海莲　许春利　孙　红

李祥芸　张　晶　邵　华　孟芬芬

赵丰清　赵晶莹　徐新秀　高丽娜

景　丽　谢红玲　蔡颂娟　熊华英

主编简介

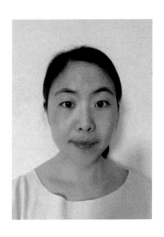

◎王晓云

女，副主任护师，毕业于山东大学护理专业。现任山东省济宁市第一人民医院东院区新生儿科护士长，擅长临床护理，尤其是新生儿的护理。曾多次获"岗位能手""优秀护士长""先进个人"等荣誉称号，并获得科技进步三等奖。发表论文6篇，出版著作2部，参研科研课题1项。

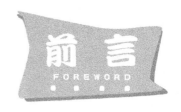

前言
FOREWORD

　　护理学是一门涵盖自然科学、社会科学、人文科学的综合性应用学科,护士不仅仅是患者的照顾者,还是向个人、集体、社区进行健康教育的教育者,保持和提高人民健康的咨询者,进行个案护理的管理者,更是不断探索与学习护理发展的科研者。护理工作在我国医疗卫生事业的发展中发挥着重要的作用,广大护理工作者在协助临床诊疗、救治患者、促进康复、减轻疼痛及增进医患关系和谐方面肩负着重要责任。人性化、专业化、规范化护理服务是当今护理学发展的必然趋势,疾病种类的不断增多、复杂、进化,致使临床护理中面临的问题也不断增加、多样化,护士在护理操作过程中正不断经历着考验。随着社会经济的发展,医院进入全面、快速发展时期,诊疗技术日新月异,并广泛应用于临床,伴随而来的是传统护理知识与技术已不能适应现代护理学的发展。为充分体现"以患者为中心"和"以人的健康"为中心,适应新形势下护理专业的发展要求,编者结合了最新研究进展和临床实践编写了《临床护理基础理论与实践》一书。

　　本书在撰写过程中坚持实用为主,全面系统地阐述了呼吸内科、神经内科、肾内科、普外科、骨外科及妇科常见病与多发病的护理。针对各种疾病,没有大篇幅地介绍其病因、发病机制、临床表现、实验室检查等基础知识,而对其诊断、鉴别诊断、护理措施等与临床密切相关的知识进行了重点讲解。本书具有科学、先进、实用等特点,在介绍各种疾病护理要点的同时兼顾有关护理基础理论知识及操作技能的介绍,文笔流畅,精简易懂,对广大护理工作者有一定的参考价值。

在本书的编写过程中,编者虽力求完美,但由于认知水平和临床实践有限,书中可能存在错误及疏漏之处,恳请各位读者批评指正。

《临床护理基础理论与实践》编委会

2021 年 9 月

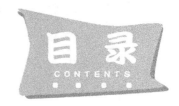

目 录
CONTENTS

第一章

呼吸内科护理

第一节 急性气管-支气管炎

一、概述

(一)疾病概念和特点

急性气管-支气管炎是由生物、物理、化学刺激或过敏等因素引起的急性气管-支气管黏膜炎症。它多为散发,无流行倾向,年老体弱者易感。其临床症状主要为咳嗽和咳痰,常发生于寒冷季节或气候突变时,也可由急性上呼吸道感染迁延不愈所致。

(二)相关病理生理

病原体或吸入冷空气、粉尘、刺激性气体、变应原可引起气管-支气管急性炎症反应。其共同的病理表现为气管及支气管黏膜充血、水肿,淋巴细胞和中性粒细胞浸润;同时可伴纤毛上皮细胞损伤、脱落;黏液腺体肥大增生。合并细菌感染时,分泌物呈脓性。

(三)急性气管-支气管炎的病因与诱因

病原体导致的感染是最主要病因,过度劳累、受凉、年老体弱是常见诱因。

1.病原体

病原体与上呼吸道感染类似。常见病毒为腺病毒、流感病毒、冠状病毒、鼻病毒、单纯疱疹病毒、呼吸道合胞病毒和副流感病毒。常见细菌为流感嗜血杆菌、肺炎链球菌、卡他莫拉菌等,近年来衣原体和支原体感染明显增加,在病毒感染的基础上继发细菌感染亦较多见。

2.物理、化学因素

冷空气、粉尘、刺激性气体或烟雾(如二氧化硫、二氧化氮、氨气、氯气等)的吸入,均可刺激气管-支气管黏膜引起急性损伤和炎症反应。

3.变态反应

常见的吸入变应原包括花粉、有机粉尘、真菌孢子、动物毛皮排泄物;一些细菌蛋白质,钩虫、蛔虫的幼虫在肺内的移行均可引起气管-支气管急性炎症反应。

(四)临床表现

临床主要表现为咳嗽、咳痰。一般起病较急,通常全身症状较轻,可有发热。初为干咳或少量黏液痰,随后痰量增多,咳嗽加剧,偶伴血痰。咳嗽、咳痰可延续2～3周,如迁延不愈,可演变成慢性支气管炎。伴支气管痉挛时,可出现程度不等的胸闷、气促。

(五)辅助检查

1.血液检查

病毒感染时,血常规检查白细胞计数多正常;细菌感染较重时,白细胞计数和中性粒细胞比例增高。血沉可加快。

2.胸部 X 线检查

多无异常,或仅有肺纹理的增粗。

3.痰培养

细菌或支原体、衣原体感染时,可明确病原体;药物敏感试验可指导临床用药。

(六)治疗要点

1.对症治疗

咳嗽无痰或少痰,可用右美沙芬、喷托维林(咳必清)镇咳。咳嗽有痰而不易咳出,可选用盐酸氨溴索、溴己新(必嗽平)等,也可雾化帮助祛痰。较为常用的为兼顾止咳和化痰的棕色合剂,也可选用中成药止咳祛痰。发生支气管痉挛时,可用平喘药如茶碱类、β_2受体激动剂等。发热可用解热镇痛药对症处理。

2.抗生素治疗

有细菌感染证据时应及时使用,可以首选新大环内酯类、青霉素类,亦可选用头孢菌素类或喹诺酮类等药物。多数患者口服抗生素即可,症状较重者可经肌内注射或静脉滴注给药,少数患者需要根据病原体培养结果指导用药。

3.一般治疗

多休息,多饮水,避免劳累。

二、护理评估

(一)病因评估

主要评估患者健康史和发病史,近期是否有受凉、劳累,是否有粉尘过敏史,是否有吸入冷空气或刺激性气体史。

(二)一般评估

1.生命体征

患者体温可正常或发热;有无呼吸频率加快或节律异常。

2.患者主诉

有无发热、咳嗽、咳痰、喘息等症状。

3.相关记录

体温,痰液的颜色、性状和量等情况。

(三)身体评估

听诊有无异常呼吸音;有无双肺呼吸音变粗,两肺可否闻及散在的干、湿啰音,湿啰音部位是否固定,咳嗽后湿啰音是否减少或消失。有无闻及哮鸣音。

(四)心理-社会评估

患者在疾病治疗过程中的心理反应与需求,家庭及社会支持情况,引导患者正确配合疾病的治疗与护理。

(五)辅助检查结果评估

1.血液检查

有无白细胞计数和中性粒细胞百分比升高,有无血沉加快。

2.胸部 X 线检查

有无肺纹理增粗。

3.痰培养

有无致病菌生长,药敏试验结果如何。

(六)治疗常用药效果的评估

1.应用抗生素的评估要点

(1)记录每次给药的时间与次数,评估有无按时、按量给药,是否足疗程。

(2)评估用药后患者发热、咳嗽、咳痰等症状是否缓解。

(3)评估用药后患者是否出现皮疹、呼吸困难等变态反应。

(4)评估用药后患者有无较明显的恶心、呕吐、腹泻等不良反应。

2.应用止咳祛痰剂效果的评估

(1)记录每次给药的时间与次、量。

(2)评估用祛痰剂后患者痰液是否变稀,是否较易咳出。

(3)评估用止咳药后,患者咳嗽是否减轻,夜间睡眠是否改善。

3.应用平喘药后效果的评估

(1)记录每次给药的时间与量。

(2)评估用药后,患者呼吸困难是否减轻,听诊哮鸣音是否消失。

(3)如应用氨茶碱时间较长,需评估有无茶碱中毒表现。

三、主要护理诊断

(一)清理呼吸道无效

与呼吸道感染、痰液黏稠有关。

(二)气体交换受损

与过敏、炎症引起支气管痉挛有关。

四、护理措施

(一)病情观察

观察生命体征及主要症状,尤其是咳嗽及痰液的颜色、性质、量等的变化;有无呼吸困难与喘息等表现;监测体温情况。

(二)休息与保暖

急性期应减少活动,增加休息时间,室内空气新鲜,保持适宜的温度和湿度。

(三)保证充足的水分及营养

鼓励患者多饮水,必要时由静脉补充。给予易消化营养丰富的食物,发热期间进食流质或半流质食物为宜。

(四)保持口腔清洁

由于患者发热、咳嗽、痰多且黏稠,咳嗽剧烈时可引起呕吐,故要保持口腔卫生,以增加舒适感,增进食欲,促进毒素的排泄。

(五)发热护理

热度不高不须特殊处理,高热时要采取物理降温或药物降温等措施。

(六)保持呼吸道通畅

观察呼吸道分泌物的性质及能否有效地咳出痰液,指导并鼓励患者有效咳嗽;若为细菌感染所致,按医嘱使用敏感的抗生素。若痰液黏稠,可采用超声雾化吸入或蒸气吸入稀释分泌物;对于咳嗽无力的患者,宜经常更换体位,拍背,使呼吸道分泌物易于排出,促进炎症消散。

(七)给氧与解痉平喘

有咳喘症状者可给予氧气吸入或按医嘱采用雾化吸入平喘解痉剂,严重者可口服。

(八)健康教育

1.疾病预防指导

预防急性上呼吸道感染的诱发因素。增强体质,可选择合适的体育活动,如健康操、太极拳、跑步等,可进行耐寒训练,如冷水洗脸、冬泳等。

2.疾病知识指导

患病期间增加休息时间,避免劳累;饮食宜清淡、富含营养;按医嘱用药。

3.就诊指标

如两周后症状仍持续,应及时就诊。

五、护理效果评估

(1)患者自觉症状好转(咳嗽、咳痰、喘息、发热等症状减轻)。

(2)患者体温恢复正常。

(3)患者听诊时双肺有无闻及干、湿啰音。

第二节 肺　炎

一、概述

(一)疾病概念和特点

肺炎是指终末气道、肺泡和肺间质的炎症,可由病原微生物、理化因素、免疫损伤、过敏及药物所致。细菌性肺炎是最常见的肺炎,也是最常见的感染性疾病之一。在抗生素应用以前,细菌性肺炎对儿童及老年人的健康威胁极大,抗生素的出现及发展曾一度使肺炎病死率明显下降。但近年来,尽管应用强力的抗生素和有效的疫苗,肺炎总的病死率却不再降低,甚至有所上升。

(二)肺炎分类

肺炎可按解剖、病因或患病环境加以分类。

1.解剖分类

(1)大叶性(肺泡性):肺炎病原体先在肺泡引起炎症,经肺泡间孔(Cohn孔)向其他肺泡扩散,致使部分肺段或整个肺段、肺叶发生炎症改变。典型者表现为肺实质炎症,通常并不累及支气管。致病菌多为肺炎链球菌。X线胸片显示肺叶或肺段的实变阴影。

(2)小叶性(支气管性):肺炎病原体经支气管入侵,引起细支气管、终末细支气管及肺泡的炎症,常继发于其他疾病,如支气管炎、支气管扩张、上呼吸道病毒感染以及长期卧床的危重患者。其病原体有肺炎链球菌、葡萄球菌、病毒、肺炎支原体以及军团菌等。支气管腔内有分泌物,故常可闻及湿啰音,无实变的体征。X线显示为沿肺纹理分布的不规则斑片状阴影,边缘密度浅而模糊,无实变征象,肺下叶常受累。

(3)间质性肺炎:以肺间质为主的炎症,可由细菌、支原体、衣原体、病毒或肺孢子菌等引起。累及支气管壁以及支气管周围,有肺泡壁增生及间质水肿,因病变仅在肺间质,故呼吸道症状较轻,异常体征较少。X线通常表现为一侧或双侧肺下部的不规则条索状阴影,从肺门向外伸展,可呈网状,其间可有小片肺不张阴影。

2.病因分类

(1)细菌性肺炎:如肺炎链球菌、金黄色葡萄球菌、甲型溶血性链球菌、肺炎克雷伯杆菌、流感嗜血杆菌、铜绿假单胞菌肺炎等。

(2)非典型病原体所致肺炎:如军团菌、支原体和衣原体等。

(3)病毒性肺炎:如冠状病毒、腺病毒、呼吸道合胞病毒、流感病毒、麻疹病毒、巨细胞病毒、单纯疱疹病毒等。

(4)肺真菌病:如白念珠菌、曲霉、隐球菌、肺孢子菌等。

(5)其他病原体所致肺炎:如立克次体(如 Q 热立克次体)、弓形虫(如鼠弓形虫)、寄生虫(如肺包虫、肺吸虫、肺血吸虫)等。

(6)理化因素所致的肺炎:如放射性损伤引起的放射性肺炎,胃酸吸入引起的化学性肺炎,或对吸入或内源性脂类物质产生炎症反应的类脂性肺炎等。

3.患病环境分类

由于细菌学检查阳性率低,培养结果滞后,病因分类在临床上应用较为困难,目前多按肺炎的获得环境分成两类,有利于指导经验治疗。

(1)社区获得性肺炎(community acquired pneumonia,CAP)是指在医院外罹患的感染性肺实质炎症,包括具有明确潜伏期的病原体感染而在入院后平均潜伏期内发病的肺炎。其临床诊断依据是:①新近出现的咳嗽、咳痰或原有呼吸道疾病症状加重,并出现脓性痰,伴或不伴胸痛。②发热。③肺实变体征和(或)闻及湿啰音。④WBC$>10\times10^9$/L 或$<4\times10^9$/L,伴或不伴中性粒细胞核左移。⑤胸部 X 线检查显示片状、斑片状浸润性阴影或间质性改变,伴或不伴胸腔积液。以上(1)~(4)项中任何 1 项加第(5)项,除外非感染性疾病可做出诊断。CAP 常见病原体为肺炎链球菌、支原体、衣原体、流感嗜血杆菌和呼吸道病毒(甲、乙型流感病毒,腺病毒,呼吸道合胞病毒和副流感病毒)等。

(2)医院获得性肺炎(hospital acquired pneumonia,HAP)亦称医院内肺炎,是指患者入院时不存在,也不处于潜伏期,而于入院 48 小时后在医院(包括老年护理院、康复院等)内发生的肺炎。HAP 还包括呼吸机相关性肺炎(ventilator associated pneumonia,VAP)和卫生保健相关性肺炎(healthcare associated pneumonia,HCAP)。其临床诊断依据:X 线检查出现新的或进展性的肺部浸润影加上下列 3 个临床征候中的 2 个或以上。①发热超过38 ℃。②血白细胞计数增多或减少。③脓性气道分泌物。但 HAP 的临床表现、实验室和影像学检查特异性低,应注意与肺不张、心力衰竭、肺水肿、药物性肺损伤、肺栓塞和急性呼吸窘迫综合征等相鉴别。无感染高危因素患者的常见病原体依次为肺炎链球菌、流感嗜血杆菌、金黄色葡萄球菌、大肠埃希菌、肺炎克雷伯杆菌、不动杆菌属等;感染高危因素为铜绿假单胞菌、肠杆菌属、肺炎克雷伯杆菌等,金黄色葡萄球菌的感染有明显增加的趋势。

(三)肺炎发病机制

正常的呼吸道免疫防御机制(支气管内黏液-纤毛运载系统、肺泡巨噬细胞等细胞防御的完整性等)使气管隆凸以下的呼吸道保持无菌。是否发生肺炎取决于两个因素:病原体和宿主因素。如果病原体数量多、毒力强和(或)宿主呼吸道局部与全身免疫防御系统损害,即可发生肺炎。病原体可通过下列途径引起肺炎:①空气吸入;②血行播散;③邻近感染部位蔓延;④上呼吸道定植菌的误吸。肺炎还可通过误吸胃肠道的定植菌(胃食管反流)和通过人工气道吸入环境中的致病菌引起。病原体直接抵达下呼吸道后,滋生繁殖,引起肺泡毛细血管充血、水肿,肺泡内纤维蛋白渗出及细胞浸润。除了金黄色葡萄球菌、铜绿假单胞菌和肺炎克雷伯杆菌等可引起肺组织的坏死性病变易形成空洞外,肺炎治愈后多不遗留瘢痕,肺的结构与功能均可恢复。

二、几种常见病原体所致的肺炎

不同病原体所致的肺炎在临床表现、辅助检查及治疗要点等方面均有差异。

(一)肺炎链球菌肺炎

肺炎链球菌肺炎是由肺炎链球菌所引起的肺炎,占社区获得性肺炎的半数。

1.临床表现

(1)症状:发病前常有受凉、淋雨、疲劳、醉酒、病毒感染史,多有上呼吸道感染的前驱症状。起病多急骤,高热、寒战,全身肌肉酸痛,体温通常在数小时内升至 39~40 ℃,高峰在下午或傍晚,或呈稽留热,脉率随之增速。可有患侧胸部疼痛,放射到肩部或腹部,咳嗽或深呼吸时加剧。痰少,可带血或呈铁锈色,食欲缺乏,偶有恶心、呕吐、腹痛或腹泻,易被误诊为急腹症。

(2)体征:患者呈急性热病容,面颊绯红,鼻翼翕动,皮肤灼热、干燥,口角及鼻周有单纯疱疹;病变广泛时可出现发绀。有败血症者,可出现皮肤、黏膜出血点,巩膜黄染。早期肺部体征无明显异常,仅有胸廓呼吸运动幅度减小,叩诊稍浊,听诊可有呼吸音减低及胸膜摩擦音。肺实变时叩诊浊音、触觉语颤增强并可闻及支气管呼吸音。消散期可闻及湿啰音,心率可增快,有时心律不齐。重症患者有肠胀气、上腹部压痛,多与炎症累及隔胸膜有关。重症感染时可伴休克、急性呼吸窘迫综合征及神经精神症状,表现为神志模糊、烦躁、呼吸困难、嗜睡、谵妄、昏迷等。累及脑膜时有颈抵抗及病理性反射出现。

本病自然病程为 1~2 周。发病 5~10 天,体温可自行骤降或逐渐消退;使用有效的抗生素后可使体温在1～3天内恢复正常。患者的其他症状与体征亦随之逐渐消失。

(3)并发症:肺炎链球菌肺炎的并发症近年来已很少见。严重败血症或毒血症患者易发生感染性休克,尤其是老年人。表现为血压降低、四肢厥冷、多汗、发绀、心动过速、心律失常等,而高热、胸痛、咳嗽等症状并不突出。其他并发症有胸膜炎、脓胸、心包炎、脑膜炎和关节炎等。

2.辅助检查

(1)血液检查:血白细胞计数$(10～20)×10^9/L$,中性粒细胞多在80%以上,并有核左移,细胞内可见中毒颗粒。年老体弱、酗酒、免疫功能低下者的白细胞计数可不增高,但中性粒细胞的百分比仍增高。

(2)细菌学检查:痰直接涂片做革兰氏染色及荚膜染色镜检,如发现典型的革兰氏染色阳性、带荚膜的双球菌或链球菌,即可初步做出病原诊断。痰培养24～48小时可以确定病原体。聚合酶链反应(PCR)检测及荧光标记抗体检测可提高病原学诊断率。痰标本送检应注意器皿洁净无菌,在抗生素应用之前漱口后采集,取深部咳出的脓性或铁锈色痰。10%～20%的患者合并菌血症,故重症肺炎应做血培养。

(3)X线检查:早期仅见肺纹理增粗,或受累的肺段、肺叶稍模糊。随着病情进展,肺泡内充满炎性渗出物,表现为大片炎症浸润阴影或实变影,在实变阴影中可见支气管充气征,肋膈角可有少量胸腔积液。在消散期,X线显示炎性浸润逐渐吸收,可有片状区域吸收较快,呈现"假空洞"征,多数病例在起病3～4周后才完全消散。老年患者肺炎病灶消散较慢,容易出现吸收不完全而成为机化性肺炎。

3.治疗要点

(1)抗生素治疗:一经诊断即应给予抗生素治疗,不必等待细菌培养结果。首选青霉素G,用药途径及剂量视病情轻重及有无并发症而定:对于成年轻症患者,可用240万U/d,分3次肌内注射,或用普鲁卡因青霉素每12小时肌内注射60万U。病情稍重者,宜用青霉素G 240万～480万U/d,分次静脉滴注,每6～8小时1次;重症及并发脑膜炎者,可增至1 000万～3 000万U/d,分4次静脉滴注。对青霉素过敏者,或耐青霉素或多重耐药菌株感染者,可用氟喹诺酮类、头孢噻肟或头孢曲松等药物,多重耐药菌株感染者可用万古霉素、替考拉宁等。

(2)支持疗法:患者应卧床休息,注意补充足够蛋白质、热量及维生素。密切监测病情变化,注意防止休克。剧烈胸痛者,可酌情使用少量镇痛药,如可待因

15 mg。不用阿司匹林或其他解热药,以免过度出汗、脱水而干扰真实热型,导致临床判断错误。鼓励患者每天饮水 1～2 L,轻症患者不需常规静脉输液,确有失水者可输液,保持尿比重在 1.020 以下,血清钠保持在 145 mmol/L 以下。重症患者($PaO_2 < 60$ mmHg 或有发绀)应给氧。若有明显麻痹性肠梗阻或胃扩张,应暂时禁食、禁饮并胃肠减压,直至肠蠕动恢复。烦躁不安、谵妄、失眠者酌情使用地西泮 5 mg 或水合氯醛 1～1.5 g,禁用抑制呼吸的镇静药。

(3)并发症的处理:经抗生素治疗后,高热常在 24 小时内消退,或数天内逐渐下降。若体温降而复升或 3 天后仍不降者,应考虑肺炎链球菌的肺外感染,如脓胸、心包炎或关节炎等。持续发热的其他原因尚有耐青霉素的肺炎链球菌(PRSP)或混合细菌感染、药物热或并存其他疾病。肿瘤或异物阻塞支气管时,经治疗后肺炎虽可消散,但阻塞因素未除,肺炎可再次出现。10%～20%的肺炎链球菌肺炎伴发胸腔积液者,应酌情取胸液检查及培养以确定其性质。若治疗不当,约 5%的患者并发脓胸,应积极排脓引流。

(二)葡萄球菌肺炎

葡萄球菌肺炎是由葡萄球菌引起的急性肺化脓性炎症。常发生于有基础疾病,如糖尿病、血液病、艾滋病、肝病、营养不良、乙醇中毒、静脉吸毒或原有支气管肺疾病者。儿童患流感或麻疹时也易罹患。多急骤起病,高热、寒战、胸痛,痰脓性,早期可出现循环衰竭。X 线表现为坏死性肺炎,如肺脓肿、肺气囊肿或脓胸。若治疗不及时或不当,病死率甚高。

1.临床表现

(1)症状:本病起病多急骤,寒战、高热,体温多高达 39～40 ℃,胸痛,痰脓性,量多,带血丝或呈脓血状。毒血症状明显,全身肌肉、关节酸痛,体质衰弱,精神萎靡,病情严重者可早期出现周围循环衰竭。院内感染者通常起病较隐匿,体温逐渐上升。老年人症状可不典型。血源性葡萄球菌肺炎常有皮肤伤口、疖、痈和中心静脉导管置入等,或有静脉吸毒史,咳脓性痰较少见。

(2)体征:早期可无体征,常与严重的中毒症状和呼吸道症状不平行,其后可出现两肺散在性湿啰音。病变较大或融合时可有肺实变体征,气胸或脓气胸则有相应体征。血源性葡萄球菌肺炎应注意肺外病灶,静脉吸毒者多有皮肤针口和三尖瓣赘生物,可闻及心脏杂音。

2.辅助检查

(1)血液检查:外周血白细胞计数明显升高,中性粒细胞比例增加,核左移。

(2)X 线检查:胸部 X 线显示肺段或肺叶实变,可形成空洞,或呈小叶状浸润,其中有单个或多发的液气囊腔。另一特征是 X 线阴影的易变性,表现为一处炎性浸润消失而在另一处出现新的病灶,或很小的单一病灶发展为大片阴影。治疗有效时,病变消散,阴影密度逐渐减低,2～4 周后病变完全消失,偶可遗留少许条索状阴影或肺纹理增多等。

3.治疗要点

强调应早期清除引流原发病灶,选用敏感的抗生素。近年来,金黄色葡萄球菌对青霉素 G 的耐药率已高达 90％左右,因此,可选用耐青霉素酶的半合成青霉素或头孢菌素,如苯唑西林钠、氯唑西林、头孢呋辛钠等,联合氨基糖苷类如阿米卡星等,亦有较好疗效。阿莫西林、氨苄西林与酶抑制剂组成的复方制剂对产酶金黄色葡萄球菌有效,亦可选用。对于耐甲氧西林金黄色葡萄球菌(MRSA),则应选用万古霉素、替考拉宁等,近年国外还应用链阳霉素和噁唑烷酮类药物(如利奈唑胺)。万古霉素 1～2 g/d 静脉滴注,或替考拉宁首日 0.8 g 静脉滴注,以后 0.4 g/d,偶有药物热、皮疹、静脉炎等不良反应。临床选择抗生素时可参考细菌培养的药物敏感试验。

(三)肺炎支原体肺炎

肺炎支原体肺炎是由肺炎支原体引起的呼吸道和肺部的急性炎症改变,常同时有咽炎、支气管炎和肺炎。支原体肺炎约占非细菌性肺炎的 1/3 以上,或各种原因引起的肺炎的 10％。秋冬季节发病较多,但季节性差异并不显著。

1.临床表现

潜伏期 2～3 周,通常起病较缓慢。主要症状为乏力、咽痛、头痛、咳嗽、发热、食欲缺乏、腹泻、肌痛、耳痛等。咳嗽多为阵发性刺激性呛咳,咳少量黏液痰。发热可持续 2～3 周,体温恢复正常后可能仍有咳嗽。偶伴有胸骨后疼痛。肺外表现更为常见,如皮炎(斑丘疹和多形红斑)等。体格检查可见咽部充血,儿童偶可并发鼓膜炎或中耳炎,颈淋巴结肿大。胸部体格检查与肺部病变程度常不相称,可无明显体征。

2.辅助检查

(1)X 线检查:X 线显示肺部多种形态的浸润影,呈节段性分布,以肺下野多见,有的从肺门附近向外伸展。病变常经 3～4 周后自行消散。部分患者出现少量胸腔积液。

(2)血常规检查:血白细胞计数正常或略增高,以中性粒细胞为主。

(3)病原体检查:起病 2 周后,约 2/3 的患者冷凝集试验阳性,滴度>1∶32,如果滴度逐步升高,更有诊断价值。约半数患者对链球菌 MG 凝集试验阳性。

凝集试验为诊断肺炎支原体感染的传统实验方法,但其敏感性与特异性均不理想。血清支原体 IgM 抗体的测定(酶联免疫吸附试验最敏感,免疫荧光法特异性强,间接血凝法较实用)可进一步确诊。直接检测标本中肺炎支原体抗原,可用于临床早期快速诊断。单克隆抗体免疫印迹法、核酸杂交技术及 PCR 技术等具有高效、特异而敏感等优点,易于推广,对诊断肺炎支原体感染有重要价值。

3.治疗要点

早期使用适当抗生素可减轻症状及缩短病程。本病有自限性,多数病例不经治疗可自愈。大环内酯类抗生素为首选,如红霉素、罗红霉素和阿奇霉素。氟喹诺酮类如左氧氟沙星、加替沙星和莫西沙星等,四环素类也用于肺炎支原体肺炎的治疗。疗程一般 2~3 周。因肺炎支原体无细胞壁,青霉素或头孢菌素类等抗生素无效。对剧烈呛咳者,应适当给予镇咳药。若继发细菌感染,可根据痰病原学检查,选用针对性的抗生素治疗。

(四)肺炎衣原体肺炎

肺炎衣原体肺炎是由肺炎衣原体引起的急性肺部炎症,常累及上下呼吸道,可引起咽炎、喉炎、扁桃体炎,鼻窦炎、支气管炎和肺炎。常在聚居场所的人群中流行,如军队、学校、家庭,通常感染所有的家庭成员,但 3 岁以下的儿童患病较少。

1.临床表现

起病多隐匿,早期表现为上呼吸道感染症状。临床上与支原体肺炎颇为相似。通常症状较轻,发热、寒战、肌痛、干咳、非胸膜炎性胸痛、头痛、不适和乏力,少有咯血。发生咽喉炎者表现为咽喉痛、声音嘶哑,有些患者可表现为双阶段病程:开始表现为咽炎,经对症处理好转,1~3 周后又发生肺炎或支气管炎,咳嗽加重。少数患者可无症状。肺炎衣原体感染时也可伴有肺外表现,如中耳炎、关节炎、甲状腺炎、脑炎、吉兰-巴雷综合征等。体格检查肺部偶闻湿啰音,随肺炎病变加重湿啰音可变得明显。

2.辅助检查

(1)血常规检查:血白细胞计数正常或稍高,血沉加快。

(2)病原体检查:可从痰、咽拭子、咽喉分泌物、支气管肺泡灌洗液中直接分离肺炎衣原体。也可用 PCR 方法对呼吸道标本进行 DNA 扩增。原发感染者,早期可检测血清 IgM,急性期血清标本如 IgM 抗体滴度多 1∶16 或急性期和恢复期的双份血清 IgM 或 IgG 抗体有 4 倍以上的升高。再感染者 IgG 滴度 1∶512或增高 4 倍,或恢复期 IgM 有较大的升高。咽拭子分离出肺炎衣原体是诊断的金标准。

(3)X线检查:X线胸片表现以单侧、下叶肺泡渗出为主。可有少到中量的胸腔积液,多在疾病的早期出现。肺炎衣原体肺炎常可发展成双侧,表现为肺间质和肺泡渗出混合存在,病变可持续几周。原发感染的患者胸片表现多为肺泡渗出,再感染者则为肺泡渗出和间质病变混合型。

3.治疗要点

肺炎衣原体肺炎首选红霉素,亦可选用多西环素或克拉霉素,疗程均为14~21天。阿奇霉素0.5 g/d,连用5天,氟喹诺酮类也可选用。对发热、干咳、头痛等可对症治疗。

(五)病毒性肺炎

病毒性肺炎是由上呼吸道病毒感染,向下蔓延所致的肺部炎症。可发生在免疫功能正常或抑制的儿童和成人。本病大多发生于冬春季节,暴发或散发流行。密切接触的人群或有心肺疾病者容易罹患。社区获得性肺炎住院患者约8%为病毒性肺炎。婴幼儿、老人、原有慢性心肺疾病者或妊娠妇女,病情较重时甚至导致死亡。

1.临床表现

好发于病毒疾病流行季节,临床症状通常较轻,与支原体肺炎的症状相似,但起病较急,发热、头痛、全身酸痛、倦怠等较突出,常在急性流感症状尚未消退时,即出现咳嗽、少痰,或白色黏液痰、咽痛等呼吸道症状。小儿或老年人易发生重症病毒性肺炎,表现为呼吸困难、发绀、嗜睡、精神萎靡,甚至发生休克、心力衰竭和呼吸衰竭等并发症,也可发生急性呼吸窘迫综合征。本病常无显著的胸部体征,病情严重者有呼吸浅速,心率增快,发绀,肺部干、湿啰音。

2.辅助检查

(1)血常规检查:白细胞计数正常、稍高或偏低,血沉通常在正常范围。

(2)病原体检查:痰涂片所见的白细胞以单核细胞居多,痰培养常无致病细菌生长。

(3)X线检查:胸部X线检查可见肺纹理增多,小片状浸润或广泛浸润,病情严重者显示双肺弥漫性结节性浸润,但大叶实变及胸腔积液者均不多见。病毒性肺炎的致病原不同,其X线征象亦有不同的特征。

3.治疗要点

以对症为主,卧床休息,居室保持空气流通,注意隔离消毒,预防交叉感染。给予足量维生素及蛋白质,多饮水及少量多次进软食,酌情静脉输液及吸氧。保持呼吸道通畅,及时消除上呼吸道分泌物等。

原则上不宜应用抗生素预防继发性细菌感染,一旦明确已合并细菌感染,应及时选用敏感的抗生素。

目前已证实较有效的病毒抑制药物有以下几种。①利巴韦林:具有广谱抗病毒活性的作用,临床用于抗呼吸道合胞病毒、腺病毒、副流感病毒和流感病毒感染。0.8~1.0 g/d,分 3 次或 4 次服用;静脉滴注或肌内注射每天 10~15 mg/kg,分 2 次。亦可雾化吸入,每次 10~30 mg,加蒸馏水 30 mL,每天 2 次,连续 5~7 天。②阿昔洛韦:具有广谱、强效和起效快的特点。临床用于疱疹病毒、水痘病毒感染。尤其对免疫缺陷或应用免疫抑制剂者应尽早应用。每次 5 mg/kg,静脉滴注,一日 3 次,连续给药7 天。③更昔洛韦:可抑制 DNA 合成。主要用于巨细胞病毒感染,7.5~15 mg/(kg·d),静脉滴注连用 10~15 天。④奥司他韦:为神经氨酸酶抑制剂,对甲、乙型流感病毒均有很好作用,耐药发生率低,75 mg,每天2 次,连用 5 天。⑤阿糖腺苷:具有广泛的抗病毒作用。多用于治疗免疫缺陷患者的疱疹病毒与水痘病毒感染,5~15 mg/(kg·d),静脉滴注,每10~14 天为1 疗程。⑥金刚烷胺:有阻止某些病毒进入人体细胞及退热作用。临床用于流感病毒等感染。成人量每次100 mg,早晚各 1 次,连用 3~5 天。

(六)肺真菌病

肺真菌病是最常见的深部真菌病。近年来,由于广谱抗生素、糖皮质激素、细胞毒药物及免疫抑制剂的广泛使用,器官移植的开展,以及免疫缺陷病(如艾滋病)的增多,肺真菌病有增多的趋势。真菌多在土壤中生长,孢子飞扬于空气中,被吸入到肺部引起肺真菌病(外源性)。有些真菌为寄生菌,当机体免疫力下降时可引起感染。体内其他部位真菌感染亦可通过血液循环到肺部,为继发性肺真菌病。

1.临床表现

临床上表现为持续发热、咳嗽、咳痰(黏液痰或乳白色、棕黄色痰,也可有血痰)、胸痛、消瘦、乏力等症状。肺部体征无特异性改变。

2.辅助检查

肺真菌病的病理改变可有过敏、化脓性炎症反应或形成慢性肉芽肿。X 线表现无特征性,可为支气管肺炎、大叶性肺炎、单发或多发结节,乃至肿块状阴影和空洞。病理学诊断仍是肺真菌病的金标准。

3.治疗要点

轻症患者经去除诱因后病情常能逐渐好转,念珠菌感染常使用氟康唑、氟胞嘧啶治疗,肺曲霉病首选两性霉素 B。肺真菌病重在预防,合理使用抗生素、糖皮质激素,改善营养状况,加强口及鼻腔的清洁护理,是减少肺真菌病的主要措施。

三、护理评估

(一)病因评估

主要评估患者发病史与健康史,询问与本病发生相关的因素,如有无受凉、淋雨、劳累等诱因;有无上呼吸道感染史;有无阻塞性肺疾病、糖尿病等慢性基础疾病;是否吸烟;是否长期使用激素、免疫抑制剂等。

(二)一般评估

1.生命体征

有无心率加快、脉搏细速、血压下降、脉压变小、体温不升、高热、呼吸困难等。

2.患者主诉

有无畏寒、发热、咳嗽、咳痰、胸痛、呼吸困难等症状。

3.精神和意识状态

有无精神萎靡、表情淡漠、烦躁不安、神志模糊等。

4.皮肤黏膜

有无发绀、肢端湿冷。

5.尿量

疑有休克者,测每小时尿量。

6.相关记录

体温、呼吸、血压、心率、意识、尿量(必要时记录液体出入量)及痰液颜色、性状和量等情况。

(三)身体评估

1.视诊

观察患者有无急性面容和鼻翼翕动等表现;有无面颊绯红、口唇发绀,有无唇周疱疹,有无皮肤黏膜出血,判断患者意识是否清楚,有无烦躁、嗜睡、惊厥和表情淡漠等意识障碍;患者呼吸时双侧呼吸运动是否对称,有无一侧胸式呼吸运动的增强或减弱;有无三凹征,有无呼吸频率加快或节律异常。

2.触诊

有无头颈部浅表淋巴结肿大与压痛,气管是否居中,双肺语颤是否对称;有无胸膜摩擦感。

3.听诊

有无闻及肺泡呼吸音减弱或消失、异常支气管呼吸音、胸膜摩擦音和干、湿啰音等。

(四)心理-社会评估

患者在疾病治疗过程中的心理反应与需求,家庭及社会支持情况,引导患者正确配合疾病的治疗与护理。

(五)辅助检查结果评估

1.血常规检查

有无白细胞计数和中性粒细胞比例增高及核左移、淋巴细胞升高。

2.胸部 X 线检查

有无肺纹理增粗、炎性浸润影等。

3.痰培养

有无致病菌生长,药敏试验结果如何。

4.血气分析

是否有 PaO_2 减低和(或) $PaCO_2$ 升高。

(六)治疗常用药效果的评估

1.应用抗生素的评估要点

(1)记录每次给药的时间与次数,评估有无按时、按量给药,是否足疗程。

(2)评估用药后患者症状是否缓解。

(3)评估用药后患者是否出现皮疹、呼吸困难等变态反应。

(4)评估用药后患者有无胃肠道不适,使用氨基糖苷类抗生素注意有无肾、耳等不良反应。老年人或肾功能减退者应特别注意有无耳鸣、头晕、唇舌发麻等不良反应。

(5)使用抗真菌药后,评估患者有无肝功能受损。

2.使用血管活性药时

需密切监测与评估患者血压、心率情况及外周循环改善情况。评估药液有无外渗等。

四、主要护理诊断

(一)体温过高

与肺部感染有关。

(二)清理呼吸道无效

与气道分泌物多、痰液黏稠、胸痛、咳嗽无力等有关。

(三)潜在并发症

感染性休克。

五、护理措施

(一)体温过高

1.休息和环境

患者应卧床休息。环境应保持安静、阳光充足、空气清新,室温为 18～20 ℃,相对湿度为 55%～60%。

2.饮食

提供足够热量、蛋白质和维生素的流质或半流质食物,以补充高热引起的营养物质消耗。鼓励患者足量饮水(2～3 L/d)。

3.口腔护理

做好口腔护理,鼓励患者经常漱口;口唇疱疹者局部涂液体石蜡或抗病毒软膏。

4.病情观察

监测患者神志、体温、呼吸、脉搏、血压和尿量,做好记录,观察热型。重症肺炎不一定有高热,应重点观察儿童、老年人、久病体弱者的病情变化。

5.高热护理

寒战时注意保暖,及时添加被褥,给予热水袋时防止烫伤。高热时采用温水擦浴、冰袋、冰帽等物理降温措施,以逐渐降温为宜,防止虚脱。患者大汗时,及时协助擦汗和更换衣物,避免受凉。必要时遵医嘱使用退烧药。必要时遵医嘱静脉补液,补充因发热丢失的水分和盐,加快毒素排泄的热量散发。心脏病患者或老年人应注意补液速度,避免过快导致急性肺水肿。

6.用药护理

遵医嘱及时使用抗生素,观察疗效和不良反应。如头孢唑啉钠(先锋 V)可有发热、皮疹、胃肠道不适,偶见白细胞计数减少和丙氨酸氨基转移酶增高。喹诺酮类药(氧氟沙星、环丙沙星)偶见皮疹、恶心等。注意氨基糖苷类抗生素有肾毒性、耳毒性的不良反应,老年人或肾功能减退者应慎用或适当减量。

(二)清理呼吸道无效

1.痰液观察

观察痰液颜色、性质、气味和量，如肺炎链球菌肺炎呈铁锈色痰，克雷伯杆菌肺炎典型痰液为砖红色胶冻状，厌氧菌感染者痰液多有恶臭味等。最好在用抗生素前留取痰标本，痰液采集后应在10分钟内接种培养。

2.鼓励患者有效咳嗽，清除呼吸道分泌物

痰液黏稠不易咳出、年老体弱者，可给予翻身、拍背、雾化吸入、机械吸痰等措施协助排痰。

(三)潜在并发症(感染性休克)

1.密切观察病情

一旦出现休克先兆，应及时通知医师，准备药品，配合抢救。

2.体位

将患者安置在监护室，仰卧中凹位，抬高头胸部 20°，抬高下肢约 30°，有利于呼吸和静脉血回流，尽量减少搬动。

3.吸氧

迅速给予高流量吸氧。

4.尽快建立两条静脉通道

遵医嘱补液，以维持有效血容量，输液速度个体化，以中心静脉压作为调整补液速度的指标，中心静脉压＜5 cmH$_2$O 可适当加快输液速度，中心静脉压≥10 cmH$_2$O时，输液速度则不宜过快，以免诱发急性左心衰。

5.纠正水、电解质和酸碱失衡

监测和纠正钾、钠、氯和酸碱失衡。纠正酸中毒常用 5％的碳酸氢钠静脉点滴，但输液不宜过多、过快。

6.血管活性药物

在输入多巴胺、间羟胺(阿拉明)等血管活性药物时，应根据血压随时调整滴速，维持收缩压在 12.0～13.3 kPa(90～100 mmHg)，保证重要器官的血液供应，改善微循环。注意防止液体溢出血管外引起局部组织坏死。

7.糖皮质激素应用

激素有抗炎、抗休克、增强人体对有害刺激的耐受力的作用，有利于缓解症状，改善病情及回升血压，可在有效抗生素使用的情况下短期应用，如氢化可的松 100～200 mg 或地塞米松 5～10 mg 静脉滴注，重症休克可加大剂量。

8.控制感染

联合使用广谱抗生素时,注意观察药物疗效和不良反应。

9.健康指导

(1)疾病预防指导:避免上呼吸道感染、受凉、淋雨、吸烟、酗酒,防止过疲劳。尤其是免疫功能低下者(糖尿病、血液病、艾滋病、肝病、营养不良等)和慢性支气管炎(慢支)、支气管扩张者。易感染人群如年老体弱者,慢性病患者可接种流感疫苗、肺炎疫苗等,以预防发病。

(2)疾病知识指导:对患者与家属进行有关肺炎知识的教育,使其了解肺炎的病因和诱因。指导患者遵医嘱按疗程用药,出院后定期随访。慢性病、长期卧床、年老体弱者,应注意经常改变体位、翻身、拍背,咳出气道痰液。

(3)就诊指标:出现高热、心率增快、咳嗽、咳痰、胸痛等症状及时就诊。

第三节 慢性阻塞性肺疾病

一、概述

(一)疾病概念和特点

慢性阻塞性肺疾病(chronic obstructive pulmonary disease,COPD)是一组气流受限为特征的肺部疾病,气流受限不完全可逆,呈进行性发展,但是可以预防和治疗的疾病。COPD主要累及肺部,但也可以引起肺外各器官的损害。

COPD是呼吸系统疾病中的常见病和多发病,患病率和病死率均居高不下。近年来,根据对我国7个地区20 245名成年人的调查,COPD的患病率占40岁以上人群的8.2%。因肺功能进行性减退,COPD严重影响患者的劳动力和生活质量。

(二)相关病理生理

慢性支气管炎并发肺气肿时,视其严重程度可引起一系列病理生理改变。早期病变局限于细小气道,仅闭合容积增大,反映肺组织弹性阻力及小气道阻力的动态肺顺应性降低。病变累及大气道时,肺通气功能障碍,最大通气量降低。随着病情的发展,肺组织弹性日益减退,肺泡持续扩大,回缩障碍,则残气量及残气量占肺总量的百分比增加。肺气肿加重导致大量肺泡周围的毛细血管受膨胀肺泡的挤压而退化,致使肺毛细血管大量减少,肺泡间的血流量减少,此时肺泡虽有通气,但肺泡壁无血液灌流,导致生理无效腔气量增大;也有部分肺区虽有血液灌流,但肺泡通气不良,不能参与气体交换。如此,肺泡及毛细血管大量丧失,弥散面积减少,产生通气与血流比例失调,导致换气功能发生障碍。通气和换气功能障碍可引起缺氧和 CO_2 潴留,发生不同程度的低氧血症和高碳酸血症,最终出现呼吸功能衰竭。

(三)病因与诱因

确切的病因不清楚。但有学者认为与肺部对香烟烟雾等有害气体或有害颗粒的异常炎症反应有关。这些反应存在个体易感因素和环境因素的互相作用。

(1)吸烟:为重要的发病因素,吸烟者慢性支气管炎的患病率比不吸烟者高 2～8 倍,烟龄越长,吸烟量越大,COPD 患病率越高。

(2)职业粉尘和化学物质:接触职业粉尘及化学物质,如烟雾、变应原、工业废气及室内空气污染等,浓度过高或时间过长时,均可能产生与吸烟类似的COPD。

(3)空气污染:大气中的有害气体,如二氧化硫、二氧化氮、氯气等可损伤气道黏膜上皮,使纤毛清除功能下降,黏液分泌增加,为细菌感染增加条件。

(4)感染因素:与慢性支气管炎类似,感染亦是 COPD 发生、发展的重要因素之一。

(5)蛋白酶-抗蛋白酶失衡。

(6)炎症机制。

(7)其他:自主神经功能失调、营养不良、气温变化等都有可能参与 COPD 的发生、发展。

(四)临床表现

起病缓慢、病程较长。主要症状如下。

1.慢性咳嗽

随病程发展可终身不愈。常晨间咳嗽明显,夜间有阵咳或排痰。

2.咳痰

一般为白色黏液或浆液性泡沫性痰,偶可带血丝,清晨排痰较多。急性发作期痰量增多,可有脓性痰。

3.气短或呼吸困难

早期在劳力时出现,后逐渐加重,以致在日常活动甚至休息时也感到气短,是 COPD 的标志性症状。

4.喘息和胸闷

部分患者,特别是重度患者或急性加重期患者出现喘息。

5.其他

晚期患者有体重下降、食欲减退等。

6.COPD 病程分期

COPD 的病程可以根据患者的症状和体征的变化分为 2 个时期。①急性加重期:指在疾病发展过程中,短期内出现咳嗽、咳痰、气促、和(或)喘息加重、痰量增多,呈脓性或黏液脓性痰,可伴发热等症状。②稳定期:指患者咳嗽、咳痰、气促等症状稳定或较轻。

7.并发症

(1)慢性呼吸衰竭:常在 COPD 急性加重时发生,其症状明显加重,发生低氧血症和(或)高碳酸血症,可具有缺氧和 CO_2 潴留的临床表现。

(2)自发性气胸:如有突然加重的呼吸困难,并伴有明显的发绀,患侧肺部叩诊为鼓音,听诊呼吸音减弱或消失,应考虑并发自发性气胸,通过 X 线检查可以确诊。

(3)慢性肺源性心脏病:由于 COPD 肺病变引起肺血管床减少及缺氧致肺动脉痉挛、血管重塑,导致肺动脉高压、右心室肥厚扩大,最终发生右心功能不全。

(五)辅助检验

1.肺功能检查

肺功能检查是判断气流受限的主要客观指标,对 COPD 诊断、严重程度评价、疾病进展、预后及治疗反应等有重要意义。

(1)第一秒用力呼气容积占用力肺活量百分比(FEV_1/FVC)是评价气流受限的一项敏感指标。

(2)第一秒用力呼气容积占预计值百分比(FEV_1%预计值)是评估 COPD 严重程度的良好指标,其变异性小,易于操作。

(3)吸入支气管舒张药后,$FEV_1/FVC<70$%及 $FEV_1<80$%预计值者,可确定为不能完全可逆的气流受限。

2.胸部 X 线检查

COPD 早期胸片可无变化,以后可出现肺纹理增粗、紊乱等非特异性改变,也可出现肺气肿改变。X 线胸片改变对 COPD 诊断特异性不高,主要用来确定肺部并发症及与其他肺疾病鉴别。

3.胸部 CT 检查

CT 检查不应作为 COPD 的常规检查。高分辨 CT 对有疑问病例的鉴别诊断有一定意义。

4.血气分析

对确定发生低氧血症、高碳酸血症、酸碱平衡失调以及判断呼吸衰竭的类型有重要价值。

5.其他

COPD 合并细菌感染时,外周血白细胞计数增高、核左移。痰培养可能查出病原菌;常见病原菌为肺炎链球菌、流感嗜血杆菌、卡他莫拉菌、肺炎克雷伯杆菌等。

(六)治疗原则

1.缓解期治疗原则

减轻症状,阻止 COPD 病情发展,缓解或阻止肺功能下降,改善 COPD 患者的活动能力,提高其生活质量,降低病死率。

2.急性加重期治疗原则

控制感染、抗炎、平喘、解痉,纠正呼吸衰竭与右心衰竭。

(七)缓解期药物治疗

1.支气管舒张药

支气管舒张药包括短期按需应用以暂时缓解症状,以及长期规则应用以减轻症状的药物。

(1)β_2 肾上腺素受体激动剂:主要有沙丁胺醇气雾剂,每次 100~200 μg(1~2 喷),定量吸入,疗效持续 4~5 小时,每 24 小时不超过 8~12 喷。特布他林气雾剂亦有同样作用。可缓解症状,尚有沙美特罗、福莫特罗等长效 β_2 肾上腺素受体激动剂,每天仅需吸入 2 次。

(2)抗胆碱能药:是 COPD 常用的药物,主要品种为异丙托溴铵气雾剂,定量吸入,起效较沙丁胺醇慢,持续 6~8 小时,每次 40~80 mg,每天 3~4 次。长效抗胆碱药有噻托溴铵,它可以选择性作用于 M_1、M_3 受体,每次吸入 18 μg,每天 1 次。

(3)茶碱类:茶碱缓释或控释片,0.2 g,每 12 小时 1 次;氨茶碱,0.1 g,每天 3 次。

2.祛痰药

对痰不易咳出者可应用。常用药物有盐酸氨溴索,30 mg,每天 3 次;N-乙酰半胱氨酸 0.2 g,每天3次;或羧甲司坦 0.5 g,每天 3 次;或稀化黏素 0.5 g,每天 3 次。

3.糖皮质激素

对重度和极重度患者(Ⅲ级和Ⅳ级)及反复加重的患者,长期吸入糖皮质激素与长效 β_2 肾上腺素受体激动剂联合制剂,可增加运动耐量、减少急性加重发作频率、提高生活质量,甚至有些患者的肺功能得到改善。

4.长期家庭氧疗(LTOT)

对 COPD 慢性呼吸衰竭者可提高生活质量和生存率。对血流动力学、运动能力、肺生理和精神状态均会产生有益的影响。LTOT 指征:①$PaO_2 \leqslant 7.3$ kPa(55 mmHg)或 $SaO_2 \leqslant 88\%$,有或没有高碳酸血症。②PaO_2 7.3～8.0 kPa(55～60 mmHg)或 $SaO_2 < 89\%$,并有肺动脉高压、心力衰竭或红细胞增多症(血细胞比容 > 0.55)。一般用鼻导管吸氧,氧流量为 1.0～2.0 L/min,吸氧时间 10～15 h/d。目的是使患者在静息状态下,达到 $PaO_2 \geqslant 8.0$ kPa(60 mmHg)和(或)使 SaO_2 升至 90%。

(八)急性发作期药物治疗

1.支气管舒张药

药物同稳定期。有严重喘息症状者可给予较大剂量雾化吸入治疗,如应用沙丁胺醇 500 μg,或异丙托溴铵 500 μg,或沙丁胺醇 1 000 μg 加异丙托溴铵 250～500 μg,通过小型雾化器给患者吸入治疗以缓解症状。

2.抗生素

应根据患者所在地常见病原菌类型及药物敏感情况积极选用抗生素治疗。如给予 β 内酰胺类/β 内酰胺酶抑制剂;第二代头孢菌素、大环内酯类或喹诺酮类。如果找到确切的病原菌,根据药敏结果选用抗生素。

3.糖皮质激素

对需住院治疗的急性加重期患者可考虑口服泼尼松龙 30～40 mg/d,也可静脉给予甲泼尼龙 40～80 mg,每天一次。连续 5～7 天。

4.祛痰剂

溴己新 8～16 mg,每天 3 次;盐酸氨溴索 30 mg,每天 3 次酌情选用。

5.吸氧

低流量吸氧。

二、护理评估

(一)一般评估

1.生命体征

急性加重期时合并感染患者可有体温升高;呼吸频率常达每分钟 30～40 次。

2.患者主诉

有无慢性咳嗽、咳痰、气短、喘息和胸闷等症状。

3.相关记录

体温、呼吸、心率、皮肤、饮食、液体出入量、体重等记录结果。

(二)身体评估

1.视诊

胸廓前后径增大,肋间隙增宽,剑突下胸骨下角增宽,称为桶状胸。部分患者呼吸变浅,频率增快,严重者可有缩唇呼吸等。

2.触诊

双侧语颤减弱。

3.叩诊

肺部过清音,心浊音界缩小,肺下界和肝浊音界下降。

4.听诊

两肺呼吸音减弱,呼气延长,部分患者可闻及湿啰音和(或)干啰音。

(三)心理-社会评估

患者在疾病治疗过程中的心理反应与需求,家庭及社会支持情况,引导患者正确配合疾病的治疗与护理。

(四)辅助检查结果评估

1.肺功能检查

吸入支气管舒张药后 $FEV_1/FVC < 70\%$ 及 $FEV_1 < 80\%$ 预计值者,可确定为不能完全可逆的气流受限。

2.血气分析

对确定发生低氧血症、高碳酸血症、酸碱平衡失调以及判断呼吸衰竭的类型有重要价值。

3.痰培养

痰培养可能查出病原菌。

(五)COPD 常用药效果的评估

1.应用支气管扩张剂的评估要点

(1)用药剂量、用药的方法(雾化吸入法、口服、静脉滴注)的评估与记录。

(2)评估急性发作时,是否能正确使用定量吸入器(MDI),用药后呼吸困难是否得到缓解。

(3)评估患者是否掌握常用 3 种雾化吸器的正确使用方法:定量吸入器(MDI)、都保干粉吸入器、准纳器,并注意用后漱口。

2.应用抗生素的评估要点

参照其他相关章节。

三、主要护理诊断

(一)气体交换受损

与气道阻塞、通气不足、呼吸肌疲劳、分泌物过多和肺泡呼吸面积减少有关。

(二)清理呼吸道无效

与分泌物增多而黏稠、气道湿度减低和无效咳嗽有关。

(三)焦虑

与健康状况改变、病情危重、经济状况有关。

四、护理措施

(一)休息与活动

中度以上 COPD 急性加重期患者应卧床休息,协助患者采取舒适体位,极重度患者宜采取身体前倾坐位,视病情增加适当的活动,以患者不感到疲劳、不加重病情为宜。

(二)病情观察

观察咳嗽、咳痰及呼吸困难的程度,观察血压、心率,监测动脉血气和水、电解质、酸碱平衡情况。

(三)控制感染

遵医嘱给予抗感染治疗,有效地控制呼吸道感染。

(四)合理用氧

采用低流量持续给氧,流量 1～2 L/min。提倡长期家庭氧疗,每天氧疗时间在 15 小时以上。

(五)用药护理

遵医嘱应用抗生素、支气管舒张药和祛痰药,注意观察疗效及不良反应。

(六)呼吸功能训练

指导患者正确进行缩唇呼吸和腹式呼吸训练。

1.缩唇呼吸

呼气时将口唇缩成吹笛子状,气体经缩窄的口唇缓慢呼出。作用:提高支气管内压,防止呼气时小气道过早陷闭,利于肺泡气体的排出。

2.腹式呼吸

患者可取立位、平卧位、半卧位,两手分别放于前胸部和上腹部。用鼻缓慢吸气,膈肌最大程度下降,腹部松弛,腹部凸出,手感到腹部向上抬起;经口呼气,吸气时腹肌收缩,膈肌松弛,膈肌别的腹部腔内压增加而上抬,推动肺部气体排出,手感到下降。

3.缩唇呼气和腹式呼吸训练

每天训练 3～4 次,每次重复 8～10 次。

(七)保持呼吸道通畅

(1)痰多黏稠、难以咳出的患者需要多饮水,以达到稀释痰液的目的。

(2)遵医嘱每天进行氧气或超声雾化吸入。

(3)护士或家属协助给予胸部叩击和体位引流。

(4)指导有效咳嗽。尽可能加深吸气,以增加或达到必要的吸气容量;吸气后要有短暂的闭气,以使气体在肺内得到最大的分布,稍后关闭声门,可进一步增强气道中的压力,而后增加胸膜腔内压即增高肺泡内压力,这是使呼气时产生高气流的重要措施;最后声门开放,肺内冲出的高速气流,使分泌物从口中喷出。

(5)必要时给予机械吸痰或纤维支气管镜(纤支镜)吸痰。

(八)减轻焦虑

护士与家属共同帮助患者去除焦虑产生的原因;与家属、患者共同制订和实施康复计划;指导患者放松技巧。但要向家属与患者强调镇静安眠药对该病的危害:会抑制呼吸中枢,加重低氧血症和高碳酸血症。需慎用或不用。

（九）健康指导

1.疾病预防指导

戒烟是预防 COPD 的重要措施,避免粉尘和刺激性气体的吸入;避免和呼吸道感染患者接触,在呼吸道传染病流行期间,尽量避免去人群密集的公共场所;指导患者要根据气候变化,及时增减衣物,避免受凉感冒。

制订个体化锻炼计划:增强体质,按患者情况坚持全身有氧运动;坚持进行腹式呼吸及缩唇呼气训练。

2.饮食指导

重视缓解期营养摄入,改善营养状况。应制订高热量、高蛋白、高维生素的饮食计划。

3.家庭氧疗的指导

护士应指导患者和家属做到:①了解氧疗的目的、必要性及注意事项;②注意安全:供氧装置周围严禁烟火,防止氧气燃烧爆炸;③氧疗装置定期更换、清洁、消毒。

4.就诊指标

(1)患者咳嗽、咳痰症状加重。

(2)原有的喘息症状加重,或出现呼吸困难伴或不伴皮肤、口唇、甲床发绀。

(3)咳出脓性或黏液脓性痰,伴发热。

(4)突发明显的胸痛,咳嗽时明显加重。

(5)出现下垂部位水肿,如下肢水肿等。

五、护理效果评估

(1)患者自觉症状好转(咳嗽、咳痰、呼吸困难减轻)。

(2)患者体温降至正常,生命体征稳定。

(3)患者能学会缩唇呼吸与腹式呼吸,学会有效咳嗽。

(4)患者能独立操作 3 种常用支气管扩张剂气雾剂的使用方法和注意事项。

(5)患者能掌握家属氧疗的方法与使用注意事项。

(6)患者情绪稳定。

第四节　呼　吸　衰　竭

一、概述

(一)疾病概念和特点

呼吸衰竭是指各种原因引起的肺通气和(或)换气功能严重障碍,以致在静息状态下亦不能维持足够的气体交换,导致低氧血症伴(或不伴)高碳酸血症,进而引起一系列病理生理改变和相应临床表现的综合征。其临床表现缺乏特异性,明确诊断有赖于动脉血气分析:在海平面、静息状态、呼吸空气条件下,动脉血氧分压(PaO_2)<8.0 kPa(60 mmHg),伴或不伴二氧化碳分压($PaCO_2$)>6.7 kPa(50 mmHg),并排除心内解剖分流和原发性心排血量降低等因素,可诊断为呼吸衰竭。

(二)相关病理生理

1.低氧血症和高碳酸血症的发生机制

各种病因通过引起肺泡通气不足、弥散障碍、肺泡通气/血流比例失调、肺内动-静脉解剖分流增加和氧耗量增加5个主要机制,使通气和(或)换气过程发生障碍,导致呼吸衰竭。临床上单一机制引起的呼吸衰竭很少见,往往是多种机制并存或随着病情的发展先后参与发挥作用。

2.低氧血症和高碳酸血症对机体的影响

呼吸衰竭时发生的低氧血症和高碳酸血症,能够影响全身各系统器官的代谢、功能甚至使组织结构发生变化。通常先引起各系统器官的功能和代谢发生一系列代偿适应反应,以改善组织的供氧,调节酸碱平衡和适应改变了的内环境。当呼吸衰竭进入严重阶段时,则出现代偿不全,表现为各系统器官严重的功能和代谢紊乱直至衰竭。

(三)呼吸衰竭的病因

完整的呼吸过程由相互衔接并同时进行的外呼吸、气体运输和内呼吸3个环节来完成。参与外呼吸(即肺通气和肺换气)的任何一个环节的严重病变,都可导致呼吸衰竭。

1.气道阻塞性病变

气管-支气管的炎症、痉挛、肿瘤、异物、纤维化瘢痕,如慢性阻塞性肺疾病

(COPD)、重症哮喘等引起气道阻塞和肺通气不足,或伴有通气/血流比例失调,导致缺氧和 CO_2 潴留,发生呼吸衰竭。

2.肺组织病变

各种累及肺泡和(或)肺间质的病变,如肺炎、肺气肿、严重肺结核、弥漫性肺纤维化、肺水肿、硅肺等,均致肺泡减少、有效弥散面积减少、肺顺应性减低、通气/血流比例失调,导致缺氧或合并 CO_2 潴留。

3.肺血管疾病

肺栓塞、肺血管炎等可引起通气/血流比例失调,或部分静脉血未经过氧合直接流入肺静脉,导致呼吸衰竭。

4.胸廓与胸膜病变

胸部外伤造成连枷胸、严重的自发性或外伤性气胸、脊柱畸形、大量胸腔积液或伴有胸膜肥厚与粘连、强直性脊柱炎、类风湿性脊柱炎等,均可影响胸廓活动和肺脏扩张,造成通气减少及吸入气体分布不均,导致呼吸衰竭。

5.神经肌肉疾病

脑血管疾病、颅脑外伤、脑炎以及镇静催眠剂中毒,可直接或间接抑制呼吸中枢。脊髓颈段或高位胸段损伤(肿瘤或外伤)、脊髓灰质炎、多发性神经炎、重症肌无力、有机磷中毒、破伤风以及严重的钾代谢紊乱,均可累及呼吸肌,造成呼吸肌无力、疲劳、麻痹,导致呼吸动力下降而引起肺通气不足。

(四)呼吸衰竭的分类

在临床实践中,通常按动脉血气分析、发病急缓及病理生理的改变进行分类,本节主要介绍按照发病急缓进行的分类。

1.急性呼吸衰竭

由于某些突发的致病因素,如严重肺疾病、创伤、休克、电击、急性气道阻塞等,使肺通气和(或)换气功能迅速出现严重障碍,在短时间内引起呼吸衰竭。因机体不能很快代偿,若不及时抢救,会危及患者生命。

2.慢性呼吸衰竭

慢性呼吸衰竭指一些慢性疾病(如 COPD、肺结核、间质性肺疾病、神经肌肉病变等,其中以 COPD 最常见)造成呼吸功能的损害逐渐加重,经过较长时间发展为呼吸衰竭。早期虽有低氧血症或伴高碳酸血症,但机体通过代偿适应,生理功能障碍和代谢紊乱较轻,仍保持一定的生活活动能力,动脉血气分析 pH 在正常范围(7.35~7.45)。另一种临床较常见的情况是在慢性呼吸衰竭的基础上,因合并呼吸系统感染、气道痉挛或并发气胸等情况,病情加重,在短时间内出现

PaO_2显著下降和$PaCO_2$显著升高,称为慢性呼吸衰竭急性加重,其病理生理学改变和临床情况兼有急性呼吸衰竭的特点。

(五)临床表现

1.急性呼衰竭

急性呼吸衰竭的临床表现主要是低氧血症所致的呼吸困难和多器官功能障碍。

(1)呼吸困难:是呼吸衰竭最早出现的症状。多数患者有明显的呼吸困难,可表现为频率、节律和幅度的改变。较早表现为呼吸频率增快,病情加重时出现呼吸困难,辅助呼吸肌活动加强,如三凹征。中枢性疾病或中枢神经抑制性药物所致的呼吸衰竭,表现为呼吸节律改变,如潮式呼吸、比奥呼吸等。

(2)发绀:是缺氧的典型表现。当动脉血氧饱和度低于90%时,可在口唇、指甲出现发绀;另应注意,因发绀的程度与还原型血红蛋白含量相关,所以红细胞增多者发绀更明显,贫血者则不明显或不出现;严重休克等原因引起末梢循环障碍的患者,即使动脉血氧分压尚正常,也可出现发绀,称作外周性发绀。而真正由于动脉血氧饱和度降低引起的发绀,称为中央性发绀。发绀还受皮肤色素及心功能的影响。

(3)精神神经症状:急性缺氧可出现精神错乱、躁狂、昏迷、抽搐等症状。如合并急性CO_2潴留,可出现嗜睡、淡漠、扑翼样震颤,甚至呼吸骤停。

(4)循环系统:多数患者有心动过速;严重低氧血症、酸中毒可引起心肌损害,亦可引起周围循环衰竭、血压下降、心律失常、心搏停止。

(5)消化和泌尿系统:严重呼吸衰竭对肝、肾功能都有影响,部分病例可出现丙氨酸氨基转移酶与血浆尿素氮升高;个别病例可出现尿蛋白、红细胞和管型。因胃肠道黏膜屏障功能损伤,导致胃肠道黏膜充血水肿、糜烂渗血或应激性溃疡,引起上消化道出血。

2.慢性呼吸衰竭

慢性呼吸衰竭的临床表现与急性呼吸衰竭大致相似。但以下几个方面有所不同。

(1)呼吸困难:慢性阻塞性肺疾病所致的呼吸衰竭,病情较轻时表现为呼吸费力伴呼气延长,严重时发展成浅快呼吸。若并发CO_2潴留,$PaCO_2$升高过快或显著升高以致发生CO_2麻醉时,患者可由呼吸过速转为浅慢呼吸或潮式呼吸。

(2)神经症状:慢性呼吸衰竭伴CO_2潴留时,随$PaCO_2$升高可表现为先兴奋后抑制现象。兴奋症状包括失眠、烦躁、躁动、夜间失眠而白天嗜睡(昼夜颠倒现象)。但此时切忌用镇静药或催眠药,以免加重 CO_2 潴留,发生肺性脑病。肺性脑病表现为神志淡漠、肌肉震颤或扑翼样震颤、间歇抽搐、昏睡,甚至昏迷等。亦可出现腱反射减弱或消失、锥体束征阳性等。此时应与合并脑部病变相鉴别。

(3)循环系统表现:CO_2 潴留使外周体表静脉充盈、皮肤充血、温暖多汗、血压升高、心排血量增多而致脉搏洪大;多数患者有心率加快;因脑血管扩张产生搏动性头痛。

(六)辅助检查

1.动脉血气分析

对于判断呼吸衰竭和酸碱失衡的严重程度及指导治疗具有重要意义。由于血气受年龄、海拔高度、氧疗等多种因素的影响,在具体分析时一定要结合临床情况。

2.肺功能检测

尽管在某些重症患者,肺功能检测受到限制,但通过肺功能的检测能判断通气功能障碍的性质(阻塞性、限制性或混合性)及是否合并换气功能障碍,并对通气和换气功能障碍的严重程度进行判断。而呼吸肌功能测试能够提示呼吸肌无力的原因和严重程度。

3.影像学检查

影像学检查包括普通 X 线胸片、胸部 CT 和放射性核素肺通气/灌注扫描、肺血管造影等。

4.纤维支气管镜检查

对于明确大气道情况和取得病理学证据具有重要意义。

(七)治疗原则

呼吸衰竭总的治疗原则:治疗原发病、保持呼吸道通畅、纠正缺氧和改善通气,恰当的氧疗原则等;加强一般支持治疗和对其他重要脏器功能的监测与支持。

(八)药物治疗

1.支气管扩张剂

缓解难支气管痉挛,可选用 β_2 肾上腺素受体激动剂、抗胆碱药、糖皮质激素或茶碱类药物等。在急性呼吸衰竭时,主要经静脉给药。慢性呼衰患者常用雾化吸入法给药,急性呼衰患者常需静脉给药。

2.呼吸兴奋剂

(1)主要适用于以中枢抑制为主、通气量不足引起的呼吸衰竭,对以肺换气功能障碍为主所导致的呼吸衰竭患者,不宜使用。常用的药物有尼可刹米和洛贝林,用量过大可引起不良反应。近年来这两种药物在西方国家几乎已被淘汰,取而代之的有多沙普仑,该药对于镇静催眠药过量引起的呼吸抑制和 COPD 并发急性呼吸衰竭有显著的呼吸兴奋效果。

(2)呼吸兴奋剂的使用原则:必须保持气道通畅,否则会促发呼吸肌疲劳,并进而加重 CO_2 潴留;脑缺氧、水肿未纠正而出现频繁抽搐者慎用;患者的呼吸肌功能基本正常;不可突然停药。

二、护理评估

(一)一般评估

(1)生命体征(T、P、R、BP):严密监测患者生命体征变化,有条件须在监护室,或使用监护仪,密切观察并记录患者的生命体征与氧饱和度情况。评估患者有无呼吸频率增快,有无心动过速、血压下降、心律失常等情况。

(2)评估患者意识情况:有无精神错乱、躁狂、昏迷、抽搐等急性缺氧症状。或可出现嗜睡、淡漠、扑翼样震颤等急性 CO_2 潴留症状。

(3)评估患者有无发绀及呼吸困难程度。

(4)评估患者有无出现呕血、黑便等上消化道出血症状。

(二)身体评估

1.视诊

(1)是否为急性面容:有无发绀等缺氧体征;有无皮肤温暖潮红,有无球结膜充血、水肿等 CO_2 潴留体征。

(2)呼吸运动有无三凹征,有无呼吸费力伴呼气延长,有无呼吸频率改变、深度、节律异常。如表现为呼吸过速,或呼吸浅快;呼吸节律改变,如潮式呼吸、比奥呼吸等。

2.触诊

外周皮肤温、湿度情况。CO_2 潴留使外周体表静脉充盈、皮肤充血、温暖多汗,如出现皮肤湿冷,考虑病情严重,患者进入休克状态。

3.听诊

双肺呼吸音是否减弱或消失,有无闻及干、湿啰音。

(三)心理-社会评估

患者在疾病治疗过程中的心理反应与需求,家庭及社会支持情况,引导患者正确配合疾病的治疗与护理。

(四)辅助检查结果评估

1.动脉血气分析

分析氧分压与二氧化碳分压情况,有无 $PaO_2 < 8.0$ kPa(60 mmHg)和(或)$PaCO_2 > 6.7$ kPa(50 mmHg),评估患者呼吸衰竭的类型;综合分析血 pH、HCO_3^-、碱剩余等情况,评估患者有无失衡酸碱及失衡的类型。

2.影像学检查

评估 X 线胸片、胸部 CT 和放射性核素肺通气/灌注扫描、肺血管造影等结果,协助医师找出呼吸衰竭的病因。

3.其他检查

分析肺功能检查结果,评估患者是否存在通气功能和(或)换气功能障碍及其严重程度;评估纤维支气管镜结果,明确大气道情况并取得病理学证据。

(五)呼吸衰竭分型的评估

1.Ⅰ型呼吸衰竭

Ⅰ型呼吸衰竭即缺氧性呼吸衰竭,血气分析特点是 $PaO_2 < 8.0$ kPa(60 mmHg),$PaCO_2$ 降低或正常。其主要见于肺换气障碍(通气/血流比例失调、弥散功能损害和肺动-静脉分流)疾病,如严重肺部感染性疾病、间质性肺疾病、急性肺栓塞等。

2.Ⅱ型呼吸衰竭

Ⅱ型呼吸衰竭即高碳酸性呼吸衰竭,血气分析特点是 $PaO_2 < 8.0$ kPa(60 mmHg),同时伴有 $PaCO_2 > 6.7$ kPa(50 mmHg)。其多为肺泡通气不足所致,也可同时伴有换气功能障碍,此时低氧血症更为严重,如 COPD。

三、主要护理诊断

(一)低效性呼吸形态

与肺泡通气不足、通气与血流比例失调、肺泡弥散障碍有关。

(二)清理呼吸道无效

与呼吸道分泌物多而黏稠、咳嗽无力、意识障碍或人工气道有关。

(三)焦虑

与病情危重、死亡威胁及需求未能满足有关。

(四)潜在并发症

水、电解质紊乱及酸碱失衡,肺性脑病,上消化道出血,周围循环衰竭。

四、护理措施

(一)保持呼吸道通畅

(1)清除呼吸道分泌物及异物,如湿化气道、机械吸痰等方法。

(2)昏迷患者用抑头提颏法打开气道。

(3)缓解除支气管痉挛。按医嘱使用支气管扩张剂。

(4)建立人工气道。对于病情严重又不能配合,昏迷、呼吸道大量痰潴留伴有窒息危险或 $PaCO_2$ 进行性增高的患者,若常规治疗无效,应及时建立人工气道。采用简易人工气道,如:口咽通气道、鼻咽通气道和喉罩(是气管内导管的临时替代法);严重者采用气管内导管:气管插管和气管切开。

(二)氧疗护理

1.氧疗适应证

呼吸衰竭患者 $PaO_2 < 8.0$ kPa(60 mmHg)是氧疗的绝对适应证,氧疗的目的是使 $PaO_2 > 8.0$ kPa(60 mmHg)。

2.氧疗的方法

临床常用、简便的方法是应用鼻导管或鼻塞法吸氧,还有面罩、气管内和呼吸机给氧法。缺氧伴 CO_2 潴留者,可用鼻导管或鼻塞法给氧;缺 O_2 严重而无 CO_2 潴留者,可用面罩给氧。吸入氧浓度与氧流量的关系:吸入氧浓度(%)= 21+氧流量(L/min)×4。

3.氧疗的原则

(1)Ⅰ型呼吸衰竭:多为急性呼吸衰竭,应给予较高浓度(35%<吸氧浓度<50%)或高浓度(>50%)氧气吸入。急性呼吸衰竭,通常要求氧疗后 PaO_2 维持在接近正常范围。

(2)Ⅱ型呼吸衰竭:给予低流量(1~2 L/min)、低浓度(<35%)持续吸氧。慢性呼吸衰竭,通常要求氧疗后 PaO_2 维持在 8.0 kPa(60 mmHg)或 SaO_2 在 90%以上。

4.氧疗疗效的观察

若呼吸困难缓解、发绀减轻、心率减慢、尿量增多、神志清醒及皮肤转暖,提示氧疗有效。若发绀消失、神志清楚、精神好转、$PaO_2 > 8.0$ kPa(60 mmHg)、$PaCO_2 < 6.7$ kPa(mmHg),考虑终止氧疗,停止前必须再间断吸氧几日,方可完全停止氧疗。若意识障碍加深或呼吸过度表浅、缓慢,提示 CO_2 潴留加重,应根据血气分析和患者表现,遵医嘱及时调整吸氧流量和氧浓度。

(三)增加通气量,减少 CO_2 潴留

1.适当使用呼吸兴奋剂

在呼吸道通畅的前提下,遵医嘱使用呼吸兴奋剂,适当提高吸入氧流量及氧浓度,静脉输液时速度不宜过快,若出现恶心、呕吐、烦躁、面色潮红及皮肤瘙痒等现象,提示呼吸兴奋剂过量,需减量或停药。若4~12小时未见效,或出现肌肉抽搐等严重不良反应时,应立即报告医师。对烦躁不安,夜间失眠患者,禁用麻醉剂,慎用镇静剂,以防止引起呼吸抑制。

2.机械通气的护理

对于经过氧疗、应用呼吸兴奋剂等方法仍不能有效改善缺氧和 CO_2 潴留时,需考虑机械通气。

(1)做好术前准备工作,减轻或消除紧张、恐惧情绪。

(2)按规程连接呼吸机导管。

(3)加强患者监护和呼吸机参数及功能的监测。

(4)注意吸入气体加温和湿化,及时吸痰。

(5)停用呼吸机前后做好撤机护理。

(四)抗感染

遵医嘱选择有效的抗生素控制呼吸道感染,对长期应用抗生素患者注意有无"二重感染"。

(五)病情监测

(1)观察呼吸困难的程度、呼吸频率、节律和深度。

(2)观察有无发绀、球结膜充血、水肿、皮肤温暖多汗及血压升高等缺氧和 CO_2 潴留表现。

(3)监测生命体征及意识状态。

(4)监测并记录液体出入量。

(5)监测血气分析和血生化检查。

(6)监测电解质和酸碱平衡状态。

(7)观察呕吐物和粪便性状。

(8)观察有无神志恍惚、烦躁、抽搐等肺性脑病表现,一旦发现,应立即报告医师,协助处理。

(六)饮食护理

给予高热量、高蛋白、富含多种维生素、易消化、少刺激性的流质或半流质食物。对昏迷患者应给予鼻饲或肠外营养。

(七)心理护理

经常巡视、了解和关心患者,特别是对建立人工气道和使用机械通气的患者。采用各项医疗护理措施前,向患者简要说明,给患者安全感,取得患者信任和合作。指导患者应用放松技术、分散注意力。

(八)健康教育

1.疾病知识指导

向患者及家属介绍疾病发生、发展与治疗、护理的过程,与其共同制订长期防治计划。指导患者和家属学会合理家庭氧疗的方法以及注意事项。

2.疾病预防指导

指导患者呼吸功能锻炼和耐寒锻炼,如缩唇呼吸、腹式呼吸及冷水洗脸等;教会患者有效咳嗽、咳痰、体位引流及拍背等方法。若病情变化,应及时就诊。

3.生活指导

劝告吸烟患者戒烟,避免吸入刺激性气体;改进膳食,增进营养,提高机体抵抗力。指导患者制订合理的活动与休息计划,劳逸结合,以维护心、肺功能状态。

4.用药指导

遵医嘱正确用药,了解药物的用法、用量和注意事项及不良反应等。

5.就诊指标

(1)呼吸困难加重。

(2)口唇发绀加重。

(3)咳嗽剧烈、咳痰不畅。

(4)神志淡漠、嗜睡、躁动等意识障碍表现。

五、护理效果评估

(1)患者呼吸困难、发绀减轻。

（2）患者血气分析结果提示 PaO_2 升高、$PaCO_2$ 降低。

（3）患者气道通畅，痰鸣音消失。

（4）患者水、电解质、酸碱失衡情况的改善。

（5）患者焦虑减轻或消失。

（6）患者意识状态好转。

第五节　支气管哮喘

支气管哮喘是由多种细胞（如嗜酸性粒细胞、肥大细胞、T 淋巴细胞、中性粒细胞等）和细胞组分参与的气道慢性炎症性疾病，这种慢性炎症与气道高反应性相关，通常出现广泛而多变的可逆性气流受限，并引起反复发作的喘息、气急、胸闷或咳嗽等症状，多数患者可自行缓解或经治疗缓解。

典型表现为发作性呼气性呼吸困难或发作性胸闷和咳嗽，伴哮鸣音，症状可在数分钟内发生，并持续数小时至数天，夜间及凌晨发作或加重是哮喘的重要临床特征。目前尚无特效的根治办法，糖皮质激素可以有效控制气道炎症，β_2 肾上腺素受体激动剂是控制哮喘急性发作的首选药物。经过长期规范化治疗和管理，80% 以上的患者可以达到哮喘的临床控制。

一、一般护理

（1）执行内科一般护理常规。

（2）室内环境舒适、安静、冷暖适宜。保持室内空气流通，避免患者接触变应原，如花草、尘螨、花露水、香水等，扫地和整理床单位时可请患者室外等候，或采取湿式清洁方法，避免尘埃飞扬。病室避免使用皮毛、羽绒或蚕丝织物等。

（3）卧位与休息：急性发作时协助患者取坐位或半卧位，以增加舒适度，利于膈肌的运动，缓解呼气性呼吸困难。端坐呼吸的患者为其提供床旁桌支撑，以减少体力消耗。

二、饮食护理

大约 20% 的成年患者和 50% 的患儿是因不适当饮食而诱发或加重哮喘，因此应给予患者营养丰富、清淡、易消化、无刺激的食物。若能找出与哮喘发作有关的食物，如鱼、虾、蟹、蛋类、牛奶等应避免食用。某些食物添加剂如酒石黄和亚硝酸盐可诱发哮喘发作,应引起注意。

三、用药护理

治疗哮喘的药物分为控制性药物和缓解性药物。控制性药物是指需要长期规律使用的药物,主要用于治疗气道慢性炎症,达到哮喘临床控制目的;缓解性药物指按需使用的药物,能迅速解除支气管痉挛,从而缓解哮喘症状。哮喘发作时禁用吗啡和大量镇静剂,以免抑制呼吸。

(一)糖皮质激素

糖皮质激素简称激素,是目前控制哮喘最有效的药物。激素给药途径包括吸入、口服、静脉应用等。吸入性糖皮质激素(ICS)由于其局部抗炎作用强、起效快、全身不良反应少(黏膜吸收、少量进入血液),是目前哮喘长期治疗的首选药物。常用药物有布地奈德、倍氯米松等。通常需规律吸入 1~2 周方能控制。吸药后嘱患者清水含漱口咽部,可减少不良反应的发生。长期吸入较大剂量激素者,应注意预防全身性不良反应。布地奈德雾化用混悬液制剂,经压缩空气泵雾化吸入,起效快,适用于轻、中度哮喘急性发作的治疗。吸入激素无效或需要短期加强治疗的患者可采用泼尼松和泼尼松龙等口服制剂,症状缓解后逐渐减量,然后停用或改用吸入剂。不主张长期口服激素来维持哮喘控制的治疗。口服用药宜在饭后服用,以减少对胃肠道黏膜的刺激。重度或严重哮喘发作时应及早静脉给予激素,可选择琥珀酸氢化可的松或甲泼尼龙。无激素依赖倾向者,可在 3~5 天内停药;有激素依赖倾向者应适当延长给药时间,症状缓解后逐渐减量,然后改口服或吸入剂维持。

(二)β_2肾上腺素受体激动剂

短效 β_2 肾上腺素受体激动剂为治疗哮喘急性发作的首选药物。有吸入、口服和静脉 3 种制剂,首选吸入给药。常用药物有沙丁胺醇和特布他林。吸入剂包括定量气雾剂(MDI)、干粉剂和雾化溶液。短效 β_2 肾上腺素受体激动剂(SABA)应按需间歇使用,不宜长期、单一大剂量使用,因为长期应用可引起β_2受体功能下降和气道反应性增高,出现耐药性。主要不良反应有心悸、骨骼肌震颤、低钾血症等。长效 β_2 肾上腺素受体激动剂(LABA)与吸入性糖皮质激素(ICS)联合是目前最常用的哮喘控制性药物。常用的有普米克都保(布地奈德/福莫特罗干粉吸入剂)、舒利迭(氟替卡松/沙美特罗干粉吸入剂)。

(三)茶碱类

具有增强呼吸肌的力量以及增强气道纤毛的清除功能等,从而起到舒张支气管和气道抗感染作用,并具有强心、利尿、扩张冠状动脉、兴奋呼吸中枢等作用,是目前治疗哮喘的有效药物之一。氨茶碱和缓释茶碱是常用的口服制剂,尤其后者适用于夜间哮喘症状的控制。静脉给药主要用于重症和危重症哮喘。注射茶碱类药物应限制注射浓度,速度不超过 0.25 mg/(kg·min),以防不良反应发生。其主要不良反应包括恶心、呕吐、心律失常、血压下降及尿多,偶可兴奋呼吸中枢,严重者可引起抽搐乃至死亡。由于茶碱的"治疗窗"窄以及茶碱代谢存在较大个体差异,有条件的应在用药期间监测其血药浓度。发热患者、妊娠、小儿或老人,患有肝、心、肾功能障碍及甲状腺功能亢进者尤须慎用。合用西咪替丁及喹诺酮类、大环内脂类药物等可影响茶碱代谢而使其排泄减慢,尤应观察其不良反应的发生。

(四)胆碱 M 受体拮抗剂

分为短效(SAMA)(维持 4~6 小时)和长效(LAMA)(维持 24 小时)两种制剂。异丙托溴铵是常用的短效制剂,常与 β_2 受体激动剂联合雾化应用,代表药异丙托溴铵/沙丁胺醇。少数患者服后可有口苦或口干等不良反应。噻托溴铵是长效(LAMA)选择性 M_1、M_2 受体拮抗剂,目前主要用于哮喘合并 COPD 以及 COPD 患者的长期治疗。

(五)白三烯拮抗剂

通过调节白三烯的生物活性而发挥抗感染作用,同时舒张支气管平滑肌,是目前除吸入性糖皮质激素外唯一可单独应用的哮喘控制性药物,尤其适用于阿司匹林哮喘、运动性哮喘和伴有过敏性鼻炎哮喘患者的治疗。常用药物为孟鲁司特和扎鲁司特。不良反应通常较轻微,主要是胃肠道症状,少数有皮疹、血管性水肿、转氨酶升高,停药后可恢复正常。

四、病情观察

(1)哮喘发作时,协助取舒适卧位,监测生命体征、呼吸频率、血氧饱和度等指标,观察患者喘息、气急、胸闷或咳嗽等症状,是否出现三凹征,辅助呼吸肌参与呼吸运动,语言沟通困难,大汗淋漓等中、重度哮喘的表现。当患者不能讲话、嗜睡或意识模糊,胸腹矛盾运动,哮鸣音减弱甚至消失,脉率变慢或不规则,严重低氧血症和高碳酸血症时,需转入重症加强护理病房(重症监护室,ICU)行机械通气治疗。

(2)注意患者有无鼻咽痒、咳嗽、打喷嚏、流涕、胸闷等哮喘早期发作症状,对于夜间或凌晨反复发作的哮喘患者,应注意是否存在睡眠低氧表现,睡眠低氧可以诱发喘息、胸闷等症状。

五、健康指导

(1)对哮喘患者进行哮喘知识教育,寻找变应原,有效改变环境,避免诱发因素,要贯穿整个哮喘治疗的全过程。

(2)指导患者定期复诊、检测肺功能,做好病情自我监测,掌握峰流速仪的使用方法,记录哮喘日记。与医师、护士共同制定防止复发、保持长期稳定的方案。

(3)掌握正确吸入技术,如沙丁胺醇气雾剂、布地奈德福莫特罗吸入剂、沙美特罗替卡松气雾剂的使用方法。知晓药物的疗效和对不良反应的预防。

(4)帮助患者养成规律的生活习惯,保持乐观的情绪,避免精神紧张、剧烈运动、持续的喊叫等过度换气动作。

(5)熟悉哮喘发作的先兆表现,如打喷嚏、咳嗽、胸闷、喉结发痒等,学会在家中自行监测病情变化并进行评定。以及哮喘急性发作时进行简单的紧急自我处理方法,例如吸入沙丁胺醇气雾剂 1~2 喷、布地奈德吸入 1~2 次,缓解喘憋症状,尽快到医院就诊。

第二章 神经内科护理

第一节 脑 梗 死

一、概述

(一)疾病概念和特点

脑梗死又称缺血性脑卒中,是由于脑组织局部供血动脉血流的突然减少或停止,造成该血管供血区的脑组织缺血、缺氧导致脑组织坏死、软化,并伴有相应部位的临床症状和体征,如偏瘫、失语等神经功能缺失的症候。

脑梗死发病率和病死率随年龄增加,45 岁后均呈明显增加,65 岁以上人群增加最明显,75 岁以上者发病率是 45～54 岁组的 5～8 倍。男性发病率高于女性,男女比例为 1.3：1～1.7：1。

(二)相关病理生理

动脉内膜损伤、破裂,随后胆固醇沉积于内膜下,形成粥样斑块,管壁变性增厚,使管腔狭窄,动脉变硬弯曲,最终动脉完全闭塞,导致供血区形成缺血性梗死。梗死区伴有脑水肿及毛细血管周围点状出血,后期病变组织萎缩,坏死组织被清除,留下瘢痕组织及空腔,通常称为缺血性坏死。脑栓塞引起的梗死发生快,可产生红色充血性梗死、白色缺血性或混合性梗死。红色充血性梗死常由较大栓子阻塞血管所引起,在梗死基础上导致梗死区血管破裂和脑内出血。大脑的神经细胞对缺血的耐受性最低,3～4 分钟的缺血即引起梗死。

(三)病因与诱因

脑血管病是神经科最常见的疾病,病因复杂,受多种因素的影响,一般根据常规把脑血管病按病因分类分为血管壁病变,血液成分改变和血流动力学改变。

流行病学研究证实,高血脂和高血压是动脉粥样硬化的两个主要危险因素,吸烟、饮酒、糖尿病、肥胖、高密度脂蛋白胆固醇降低、甘油三酯增高、血清脂蛋白增高均为脑血管的危险因素,尤其是缺血性脑血管病的危险因素。

(四)临床表现

临床表现因梗死的部位和梗死面积而有所不同,常见的临床表现如下。

(1)起病突然,常于安静休息或睡眠时发病。起病在数小时或1~2天内达到高峰。

(2)头痛、眩晕、耳鸣、半身不遂,可以是单个肢体或一侧肢体,也可以是上肢比下肢重或下肢比上肢重,并出现吞咽困难,说话不清,伴有恶心、呕吐等多种情况,严重者很快昏迷不醒。

(3)腔隙性脑梗死患者可以无症状或症状轻微,多因其他病而行脑CT检查时发现此病,有的已属于陈旧性病灶。这种情况以老年人多见,患者常伴有高血压病、动脉硬化、高脂血症、冠心病、糖尿病等慢性病。腔隙性脑梗死可以反复发作,有的患者最终发展为有症状的脑梗死,有的患者病情稳定,多年不变。故对老年人"无症状性脑卒中"应引起重视,在预防上持积极态度。

(五)治疗原则

1.急性期治疗

(1)溶栓治疗:发病后6小时之内,常用药物有尿激酶、链激酶、重组组织型纤溶酶原激活剂等。

(2)脱水剂:对较大面积的梗死应及时应用脱水治疗。

(3)抗血小板聚集药:低分子右旋糖酐,有心、肾疾病者慎用。此外,可口服小剂量阿司匹林,有出血倾向或溃疡病患者禁用。

(4)钙离子通道阻滞剂:可选用桂利嗪、盐酸氟桂利嗪(西比灵)。

(5)血管扩张剂。

2.恢复期治疗

继续口服抗血小板聚集药、钙离子通道阻滞剂等,但主要应加强功能锻炼,进行康复治疗,经过3~6个月即可生活自理。

3.手术治疗

大面积梗死引起急性颅内压增高,除用脱水药以外,必要时可进行外科手术减压,以缓解症状。

4.其他治疗

中医、中药、针灸、按摩方法对本病防治和康复有较好疗效,一般应辨证施治,使用活血化瘀、通络等方药治疗,针灸、按摩对功能恢复十分有利。

二、护理评估

(一)一般评估

1.生命体征

监测患者的血压、脉搏、呼吸、体温有无异常。脑梗死的患者一般会出现血压升高。

2.患者主诉

询问患者发病时间及发病前有无头晕、头痛、恶心、呕吐等症状出现。

3.相关记录

体重、身高、上臂围、皮肤、饮食、NIHSS 评分、GCS 评分、BI 指数(barthel index)等记录结果。

(二)身体评估

1.头颈部

脑梗死的患者一般都会出现不同程度的意识障碍,要注意观察患者意识障碍的类型;注意有无眼球运动受限、结膜有无水肿及眼睑闭合不全;观察瞳孔的大小以及对光反射情况;观察有无口角歪斜及鼻唇沟有无变浅,评估患者吞咽功能。

2.胸部

评估患者肺部呼吸音情况(肺部感染是脑梗死患者的一个重要并发症)。

3.腹部

上腹部有无疼痛、饱胀,肠鸣音是否正常。有无大小便失禁,并观察大小便的颜色、量和性质。

4.四肢

评估患者四肢肌力,腱反射情况,以及有无出现病例反射(如巴宾斯基征)、脑膜刺激征(如颈强直、克尼格征和布鲁津斯基征)。

(三)心理-社会评估

评估患者及其照顾者对疾病的认知程度,患者的心理反应与需求,家庭及社会支持情况,正确引导患者及家属配合治疗与护理。

(四)辅助检查评估

(1)血液检查:血脂、血糖、血流动力学和凝血功能有无异常。

(2)头部CT及MRI有无异常。

(3)DSA、MRA及TCD检查结果有无异常。

三、主要护理诊断

(一)脑血流灌注不足

与脑血流不足、颅内压增高、组织缺血与缺氧有关。

(二)躯体移动障碍

与意识障碍、肌力异常有关。

(三)言语沟通障碍

与意识障碍或相应言语功能区受损有关。

(四)焦虑

与担心疾病预后差有关。

(五)有发生压疮的可能

与长期卧床有关。

(六)有误吸的危险

与吞咽功能差有关。

(七)潜在并发症

肺部感染、泌尿系统感染。

四、护理措施

(一)一般护理

(1)严密观察病情,监测生命体征。备齐各种急救药品、仪器。

(2)保持呼吸道通畅,及时吸痰,防止窒息。

(3)多功能监护,氧气吸入。

(4)躁动的患者给予安全措施,必要时用约束带。

(5)保证呼吸机正常工作,观察血氧、血气结果,遵医嘱对症处理。

(6)保持各种管道通畅,并妥善固定,观察引流液的色、量、性状,做好记录。

(7)做好鼻饲喂养的护理。口腔护理 2 次/天。

(8)尿管护理 2 次/天。

(9)保持肢体功能位,按时翻身,叩背,预防压疮发生。

(10)准确测量 24 小时液体出入量并记录。

(11)护理记录客观、及时、准确、真实、完整。严格按计划实施护理措施。

(12)患者病情变化时,及时报告医师。

(13)脑血管造影术后,穿刺侧肢体制动,观察足背动脉、血压,有病情变化及时报告医师。

(14)做好晨晚间护理,做到两短六洁。

(二)健康教育

1.疾病知识指导

脑梗死患者康复时间比较长,患者出院后要教会患者及家属必要的护理方法。教会患者药物的名称、用法、疗效及不良反应。介绍脑梗死的症状及体征。并与患者及其家属共同制定包括饮食、锻炼在内的康复计划,告知其危险因素。

2.就诊指标

出现肢体麻木、无力、头痛、头晕、视物模糊等症状及时就诊,定期门诊复查,积极治疗高血压、高脂血症、糖尿病等疾病。

五、护理效果评估

(1)患者脑血流得到改善。

(2)患者呼吸顺畅,无误吸发生。

(3)患者躯体活动得到显著提高。

(4)患者言语功能恢复或部分恢复。

(5)患者无压疮发生。

(6)患者生活基本能够自理。

(7)患者无肺部及尿路感染或发生感染后得到及时处理。

第二节 三叉神经痛

一、概述

(一)疾病概念和特点

三叉神经痛是一种原因未明的三叉神经分布区内闪电样反复发作的剧痛,不伴三叉神经功能破坏,又称为原发性三叉神经痛。

(二)相关病理生理

三叉神经感觉根切断术活检可见神经节细胞消失、炎症细胞浸润,神经鞘膜不规则增厚、髓鞘瓦解,轴索节段性蜕变、裸露、扭曲、变形等。

(三)病因与诱因

原发性三叉神经痛病因尚未完全明了,周围学说认为病变位于半月神经节到脑桥间部分,是由多种原因引起的压迫所致;中枢学说认为三叉神经痛为一种感觉性癫痫样发作,异常放电部位可能在三叉神经脊束核或脑干。

发病机制迄今仍在探讨之中。较多学者认为是各种原因引起三叉神经局部脱髓鞘产生异位冲动,相邻轴索纤维伪突触形成或产生短路,轻微痛觉刺激通过短路传入中枢,中枢传出冲动亦通过短路传入,如此叠加造成三叉神经痛发作。

(四)临床表现

(1)70%～80%的病例发生在40岁以上,女性稍多于男性,多为一侧发病。

(2)以面部三叉神经分布区内突发的剧痛为特点,似触电、刀割、火烫样疼痛,以面颊部、上下颌或舌疼痛最明显;口角、鼻翼、颊部和舌等处最敏感,轻触、轻叩即可诱发,故有"触发点"或"扳机点"之称。严重者洗牙、刷牙、谈话、咀嚼都可以诱发,以致他们不敢做这些动作。发作时患者常常双手紧握拳或握物,或用力按压痛部,或用手擦痛部,以减轻疼痛。因此,患者多出现面部皮肤粗糙、色素沉着、眉毛脱落等现象。

(3)每次发作从数秒至2分钟不等。其发作来去突然,间歇期完全正常。

(4)疼痛可固定累及三叉神经的某一分支,尤以第二、第三支多见,也可以同时累及两支,同时三支受累者少见。

(5)病程可呈周期性,开始发作次数较少,间歇期长,随着病程进展使发作逐渐频繁,间歇期缩短,甚至整日疼痛不止。本病可以缓解,但极少自愈。

(6)原发性三叉神经痛者神经系统检查无阳性体征。继发性三叉神经痛多伴有其他脑神经及脑干受损的症状及体征。

(五)辅助检查

1.螺旋CT检查

螺旋 CT 检查能更好地显示颅底三孔区正常和病理的颅脑组织结构和骨质结构。对于发现和鉴别继发性三叉神经痛的原因及病变范围尤为有效。

2.MRI综合成像

快速梯度回波(FFE)加时间飞跃法即 TOF 法技术。它可以同时兼得三叉神经和其周围血管的影像,已作为 MRI 对于三叉神经痛诊断和鉴别诊断的首选检查。

(六)治疗原则

1.药物治疗

首选卡马西平,开始为 0.1 g,2 次/天,以后每天增加 0.1 g,最大剂量不超过 1.0 g/d。直到疼痛消失,然后再逐渐减量,最小有效维持剂量常为 0.6~0.8 g/d。如卡马西平无效可考虑苯妥英钠,0.1 g 口服,3 次/天。如两药无效时可试用氯硝西泮 6~8 mg/d 口服。40%~50%的病例可有效控制发作,25%的病例疼痛明显缓解。可同时服用大剂量维生素 B_{12},1 000~2 000 μg,肌内注射,2~3 次/周,4~8 周为 1 个疗程,部分患者可缓解疼痛。

2.经皮半月神经节射频电凝治疗法

采用射频电凝治疗对大多数患者有效,可缓解疼痛数月至数年。但可致面部感觉异常、角膜炎、复视、咀嚼无力等并发症。

3.封闭治疗

药物治疗无效者可行三叉神经纯乙醇或甘油封闭治疗。

4.手术治疗

以上治疗长达数年无效且又能耐受开颅手术者可考虑三叉神经终末支或半月神经节内感觉支切断术,或行微血管减压术。手术治疗虽然止痛疗效良好,但也有可能失败,或产生严重的并发症,术后复发,甚至有生命危险等。因此,只有经过上述几种治疗后仍无效且剧痛难忍者才考虑手术治疗。

二、护理评估

(一)一般评估

1.生命体征

一般无特殊。

2.患者的主诉

有无三叉神经痛的临床表现。

3.相关记录

患者神志、年龄、性别、体重、体位、饮食、睡眠、皮肤等记录结果。尤其疼痛的评估:包括对疼痛程度、疼痛控制及疼痛不良作用的评估。主要包括以下3个方面。

(1)疼痛强度的单维测量。

(2)疼痛分成感觉强度和不愉快两个维度来测量。

(3)对疼痛经历的感觉、情感及认知方面的多维评估。

(二)身体评估

1.头颈部

(1)角膜反射:患者向一侧注视,用捻成细束的棉絮由外向内轻触角膜,反射动作为双侧直接和间接的闭眼活动。角膜反射可以受多种病变的影响。如一侧三叉神经受损造成角膜麻木时,刺激患侧角膜则双侧均无反应,而在做健侧角膜反射时,仍可引起双侧反应。

(2)腭反射:用探针或棉签轻刺软腭弓、咽腭弓边缘,正常时可引起腭帆上提,伴恶心或呕吐反应。当一侧反射消失,表明检查侧三叉神经、舌咽神经和迷走神经损害。

(3)眉间反射:用叩诊锤轻轻叩击两眉之间的部位,可出现两眼轮匝肌收缩和两眼睑闭合。一侧三叉神经及面神经损害,均可使该侧眉间反射减弱或消失。

(4)运动功能的评估:检查时,首先应注意观察患者两侧颞部及颌部是否对称,有无肌萎缩,然后让患者用力反复咬住磨牙,检查时双手掌按触两侧咬肌和颞肌,如肌肉无收缩,或一侧有明显肌收缩减弱,即有判断价值。另外可嘱患者张大口,观察下颌骨是否有偏斜,如有偏斜证明三叉神经运动支受损。

(5)感觉功能的评估:检查时,可用探针轻划(测触感)与轻刺(测痛感)患侧的三叉神经各分布区的皮肤与黏膜,并与健侧相比较。如果痛觉丧失时,需再做温度觉检查,以试管盛冷热水试之。可用两支玻璃管分盛 0～10 ℃ 的冷水和

40~50 ℃的温水交替地接触患者的皮肤,请其报出"冷"和"热"。

2.胸部

无特殊。

3.腹部

无特殊。

4.四肢

无特殊。

(三)心理-社会评估

1.疾病知识

患者对疾病的性质、过程、防治及预后知识的了解程度。

2.心理状况

了解疾病对其日常生活、学习和工作的影响,患者能否面对现实、适应角色转变,有无人格改变、反应迟钝、记忆力及计算力下降或丧失等精神症状。

3.社会支持系统

了解家庭的组成、经济状况、文化教育背景;家属对患者的关心、支持以及对患者所患疾病的认识程度;了解患者的工作单位或医疗保险机构所能承担的帮助和支持情况;患者出院后的继续就医条件,居住地的社区保健资源或继续康复治疗的可能性。

(四)辅助检查结果的评估

1.常规检查

一般无特殊,注意监测肝、肾功能有无异常。

2.头颅 CT

颅底三孔区的颅脑组织结构和骨质结构有无异常。

3.头颅 MRI

三叉神经和其周围血管的影像有无异常。

(五)常用药物治疗效果的评估

1.卡马西平

(1)用药剂量、时间、方法的评估与记录。

(2)不良反应的评估:头晕、嗜睡、口干、恶心、消化不良等,多可消失。出现皮疹、共济失调、昏迷、肝功能受损、心绞痛、精神症状时需立即停药。

(3)血液系统毒性反应的评估:本药最严重的不良反应,但较少见,可产生持续性白细胞计数减少、单纯血小板减少及再生障碍性贫血。

2.苯妥英钠

(1)服用药物的具体情况:是否餐后服用,主要剂型、剂量与持续用药时间。

(2)不良反应的评估:本品不良反应小,长期服药后常见眩晕、嗜睡、头晕、恶心、呕吐、厌食、失眠、便秘、皮疹等反应,亦可有变态反应。有时有牙龈增生(儿童多见,用钙盐可减轻),偶有共济失调、白细胞计数减少、巨细胞贫血、神经性震颤;严重时有视力障碍及精神错乱、紫癜等。长期服用可引起骨质疏松,孕妇服用有可能致胎儿畸形。

3.氯硝西泮

(1)服用药物的具体情况:是否按时服用,主要剂型、剂量与持续用药时间。

(2)不良反应的评估:最常见的不良反应为嗜睡和步态不稳及行为紊乱,老年患者偶见短暂性精神错乱,停药后消失。偶有一过性头晕、全身瘙痒、复视等不良反应。对孕妇及闭角型青光眼患者禁用。对肝、肾功能有一定的损害,故对肝、肾功能不全者应慎用或禁用。

三、主要的护理诊断/问题

(一)疼痛

面颊、上下颌及舌疼痛:与三叉神经受损(发作性放电)有关。

(二)焦虑

与疼痛反复、频繁发作有关。

四、护理措施

(一)避免发作诱因

由于本病为突然、反复发作的阵发性剧痛,患者非常痛苦,加之咀嚼、哈欠和讲话均可能诱发,患者常不敢洗脸、刷牙、进食和大声说话等,故表现为面色憔悴、精神抑郁和情绪低落,应指导患者保持心情愉快,生活有规律、合理休息、适度娱乐;选择清淡、无刺激的饮食,严重者可进食流质食物;帮助患者尽可能减少刺激因素,如保持周围环境安静、室内光线柔和,避免因周围环境刺激而产生焦虑情绪,以致诱发或加重疼痛。

(二)疼痛护理

观察患者疼痛的部位、性质,了解疼痛的原因与诱因;与患者讨论减轻疼痛的方法与技巧,鼓励患者运用指导式想象、听轻音乐、阅读报纸杂志等分散注意力,以达到放松精神、减轻疼痛。

(三)用药护理

指导患者遵医嘱正确服用止痛药,并告知药物可能出现的不良反应,如服用卡马西平,应先行血常规检查以了解患者的基本情况,用药 2 个月内应每 2 周检查血常规 1 次。如无异常情况,以后每 3 个月检查血常规 1 次。

(四)就诊指标

出现头晕、嗜睡、口干、恶心、步态不稳、肝功能损害、皮疹和白细胞计数减少要及时就医;患者不要随意更换药物或自行停药。

五、护理效果评价

(1)患者疼痛程度得到有效控制,达到预定疼痛的控制目标。

(2)患者能正确认识疼痛并主动参与疼痛的治疗与护理。

(3)患者不舒适被及时发现,并予以相应处理。

(4)患者掌握相关疾病知识,遵医行为好。

(5)患者对治疗效果满意。

第三节　偏　头　痛

偏头痛是一类发作性且常为单侧的搏动性头痛。发病率各学者报告不一,Solomon 描述约 6% 的男性、18% 的女性患有偏头痛,男女之比为 1∶3;Wilkinson 的研究为约 10% 的英国人口患有偏头痛;Saper 报告在美国约有 2 300 万人患有偏头痛,其中男性占 6%,女性占 17%。偏头痛多开始于青春期或成年早期,约 25% 的患者于 10 岁以前发病,55% 的患者发病在 20 岁以前,90% 以上的患者发生于 40 岁以前。在美国,偏头痛造成的社会经济负担为 10 亿~17 亿美元。在我国,也有大量患者因偏头痛而影响工作、学习和生活。多数患者有家族史。

一、病因与发病机制

偏头痛的确切病因及发病机制仍处于讨论之中。很多因素可诱发、加重或缓解偏头痛的发作。通过物理或化学的方法,学者们也提出了一些学说。

(一)激发或加重因素

对于某些个体而言,很多外部或内部环境的变化可激发或加重偏头痛发作。

(1)激素变化:口服避孕药可增加偏头痛发作的频度;月经是偏头痛常见的触发或加重因素("周期性头痛");妊娠、性交可触发偏头痛发作("性交性头痛")。

(2)某些药物:某些易感个体服用硝苯地平、硝酸异山梨酯或硝酸甘油后可出现典型的偏头痛发作。

(3)天气变化:特别是天气转热、多云或天气潮湿。

(4)某些食物添加剂和饮料:最常见者是酒精性饮料,如某些红葡萄酒;奶制品、奶酪,特别是硬奶酪;咖啡;含亚硝酸盐的食物,如热狗;某些水果,如柑橘类水果;巧克力("巧克力性头痛");某些蔬菜;酵母;人工甜食;发酵的腌制品如泡菜;味精。

(5)运动:头部的微小运动可诱发偏头痛发作或使之加重,有些患者因惧怕乘车引起偏头痛发作而不敢乘车;踢足球的人以头顶球可诱发头痛("足球运动员偏头痛");爬楼梯上楼可出现偏头痛。

(6)睡眠过多或过少。

(7)一顿饭漏吃或延后。

(8)抽烟或置身于烟中。

(9)闪光、灯光过强。

(10)紧张、生气、情绪低落、哭泣("哭泣性头痛");很多女性逛商场或到人多的场合可致偏头痛发作;国外有人骑马时,尽管拥挤不到一分钟,也可使偏头痛加重。

在激发因素中,剂量、联合作用及个体差异尚应考虑。如对于敏感个体,吃一瓣橘子可能不致引起头痛,而吃数个橘子则可引起头痛。有些情况下,吃数个橘子也不引起头痛发作,但如果同时有月经的影响,这种联合作用就可引起偏头痛发作。有的个体在商场中待一会儿即发作,而有的个体仅于商场中久待才出现偏头痛发作。

偏头痛尚有很多改善因素。有人于偏头痛发作时静躺片刻,即可使头痛缓解。有人于光线较暗淡的房间闭目而使头痛缓解。有人于头痛发作时喜以双手压迫双颞侧,以期使头痛缓解,有人通过冷水洗头使头痛得以缓解。妇女绝经后及妊娠3个月后偏头痛趋于缓解。

(二)有关发病机制的几个学说

1.血管活性物质

在所有血管活性物质中,5-羟色胺(5-HT)学说是学者们提及最多的一个。人们发现偏头痛发作期血小板中的5-HT浓度下降,而尿中的5-HT代谢物5-HT羟吲哚乙酸增加。脑干中的5-HT能神经元及去甲肾上腺素能神经元可调节颅内血管舒缩。很多5-HT受体拮抗剂治疗偏头痛有效。

2.三叉神经血管脑膜反应

刺激啮齿动物的三叉神经,可使其脑膜产生炎性反应,而治疗偏头痛的药物麦角胺、双氢麦角胺、sumatriptan(舒马普坦)等可阻止这种神经源性炎症。在偏头痛患者体内可检测到由三叉神经所释放的降钙素基因相关肽(CGRP),而降钙素基因相关肽为强烈的血管扩张剂。双氢麦角胺、sumatriptan既能缓解头痛,又能降低降钙素基因相关肽含量。因此,偏头痛的疼痛是由神经血管性炎症产生的无菌性脑膜炎。Wilkinson认为三叉神经分布于涉痛区域,偏头痛可能就是一种神经源性炎症。Solomon在复习儿童偏头痛的研究文献后指出,儿童眼肌瘫痪型偏头痛的复视源于海绵窦内颈内动脉的肿胀伴第Ⅲ对脑神经的损害。另一种解释是小脑上动脉和大脑后动脉肿胀造成的第Ⅲ对脑神经的损害,也可能为神经的炎症。

3.内源性疼痛控制系统障碍

中脑水管周围及第四脑室室底灰质含有大量与镇痛有关的内源性阿片肽类物质,如脑啡肽、β-内啡肽等。正常情况下,这些物质通过对疼痛传入的调节而起镇痛作用。虽然报告的结果不一,但多数报告显示偏头痛患者脑脊液或血浆中β-内啡肽或其类似物降低,提示偏头痛患者存在内源性疼痛控制系统障碍。这种障碍导致患者疼痛阈值降低,对疼痛感受性增强,易于发生疼痛。鲑钙紧张素治疗偏头痛的同时可引起患者血浆β-内啡肽水平升高。

4.自主功能障碍

自主功能障碍很早即引起了学者们的重视。瞬时心率变异及心血管反射研究显示,偏头痛患者存在交感功能低下。24小时动态心率变异研究提示,偏头痛患者存在交感、副交感功能平衡障碍。也有学者报道偏头痛患者存在瞳孔直径不均,提示这部分患者存在自主功能异常。有人认为在偏头痛患者中的猝死现象可能与自主功能障碍有关。

5.偏头痛的家族聚集性及基因研究

偏头痛患者具有肯定的家族聚集性倾向。遗传因素最明显,研究较多的是家族性偏瘫型偏头痛及基底型偏头痛。有先兆偏头痛比无先兆偏头痛具有更高的家族聚集性。有先兆偏头痛和偏瘫发作可在同一个体交替出现，并可同时出现于家族中，基于此，学者们认为家族性偏瘫型偏头痛和非复杂性偏头痛可能具有相同的病理生理和病因。Baloh 等报告了数个家族，其家族中多个成员出现偏头痛性质的头痛，并有眩晕发作或原发性眼震，有的晚年继发进行性周围性前庭功能丧失，有的家族成员发病年龄趋于一致，如均于 25 岁前出现症状。

有报告，偏瘫型偏头痛家族基因缺陷与 19 号染色体标志点有关，但也有发现提示有的偏瘫型偏头痛家族与 19 号染色体无关，提示家族性偏瘫型偏头痛存在基因的变异。与 19 号染色体有关的家族性偏瘫型偏头痛患者出现发作性意识障碍的频度较高，这提示在各种与 19 号染色体有关的偏头痛发作的外部诱发阈值较低是由遗传决定的。Ophoff 报告 34 例与 19 号染色体有关的家族性偏瘫型偏头痛家族，在电压闸门性钙离子通道 α_1 亚单位基因代码功能区域存在 4 种不同的错义突变。

有一种伴有发作间期眼震的家族性发作性共济失调，眩晕伴发作间期眼震，为显性遗传性神经功能障碍，这类患者约有 50% 出现无先兆偏头痛，临床症状与家族性偏瘫型偏头痛有重叠，二者亦均与基底型偏头痛的典型状态有关，且均可有原发性眼震及进行性共济失调。Ophoff 报告了 2 例伴有发作间期眼震的家族性共济失调家族，其存在 19 号染色体电压依赖性钙离子通道基因的突变，这与在家族性偏瘫型偏头痛所探测到的一样。所不同的是其阅读框架被打断，并产生一种截断的 α_1 亚单位，这导致正常情况下可在小脑内大量表达的钙通道密度的减少，由此可能解释其发作性及进行性加重的共济失调。但是，错义突变如何导致家族性偏瘫型偏头痛中的偏瘫发作尚不明确。

Baloh 报告了 3 个伴有双侧前庭病变的家族性偏头痛家族。家族中多个成员经历偏头痛性头痛、眩晕发作（数分钟）、晚年继发前庭功能丧失。晚期，当眩晕发作停止，由于双侧前庭功能丧失导致平衡障碍及走路摆动。

6.血管痉挛学说

颅外血管扩张可伴有典型的偏头痛性头痛发作。偏头痛患者是否存在颅内血管的痉挛尚有争议。以往认为偏头痛的视觉先兆是由血管痉挛引起的，现在有确切的证据表明，这种先兆是由于皮质神经元活动由枕叶向额叶的扩布抑制（3 mm/min）造成的。血管痉挛更像是视网膜性偏头痛的始动原因，一些患者经历短暂的单眼失明，于发作期检查，可发现视网膜动脉的痉挛。另外，这些患者对抗血管痉挛剂有反应。与偏头痛相关的听力丧失和（或）眩晕可基于内听动脉耳蜗和(或)前庭分支的血管痉挛来解释。血管痉挛可导致内淋巴管或囊的缺血性损害，引起淋巴液循环损害，并最终发展成为水肿。经颅多普勒(TCD)脑血流速度测定发现，不论是在偏头痛发作期还是发作间期，均存在血流速度的加快，提示这部分患者颅内血管紧张度升高。

7.离子通道障碍

很多偏头痛综合征所共有的临床特征与遗传性离子通道障碍有关。偏头痛患者内耳存在局部细胞外钾的积聚，当钙进入神经元时钾退出。因为内耳的离子通道在维持富含钾的内淋巴和神经元兴奋功能方面是至关重要的，脑和内耳离子通道的缺陷可导致可逆性毛细胞除极及听觉和前庭症状。偏头痛中的头痛则是继发现象，这是细胞外钾浓度增加的结果。偏头痛综合征的很多诱发因素，包括紧张、月经等，可能是激素对有缺陷的钙通道影响的结果。

8.其他学说

有人发现偏头痛于发作期存在血小板自发聚集和黏度增加。另有人发现偏头痛患者存在 TXA_2、PGI_2 平衡障碍，P物质及神经激肽的改变。

二、临床表现

(一)偏头痛发作

有学者在描述偏头痛发作时将其分为五期来叙述。需要指出的是，这五期并非每次发作所必备的，有的患者可能只表现其中的数期，大多数患者的发作表现为两期或两期以上，有的仅表现其中的一期。另一方面，每期特征可以存在很大不同，同一个体的发作也可不同。

1.前驱期

60%的偏头痛患者在头痛开始前数小时至数天出现前驱症状。前驱症状并非先兆，不论是有先兆偏头痛还是无先兆偏头痛均可出现前驱症状，可表现为精神、心理改变，如精神抑郁、疲乏无力、懒散、昏昏欲睡；也可表现为情绪激动、易激惹、焦虑、心烦或欣快感等。尚可表现为自主神经症状，如面色苍白、发冷、厌食或明显的饥饿感、口渴、尿少、尿频、排尿费力、打哈欠、颈项发硬、恶心、肠蠕动增加、腹痛、腹泻、心慌、气短、心率加快、对气味过度敏感等，不同患者前驱症状具有很大的差异，但每例患者每次发作的前驱症状具有相对稳定性。这些前驱症状可在前驱期出现，也可于头痛发作中，甚至持续到头痛发作后成为后续症状。

2.先兆

约有20%的偏头痛患者出现先兆症状。先兆多为局灶性神经症状，偶为全面性神经功能障碍。典型的先兆应符合下列 4 条特征中的 3 条,即:重复出现,逐渐发展、持续时间不多于 1 小时,并跟随出现头痛。大多数病例先兆持续 5～20 分钟。极少数情况下先兆可突然发作,也有的患者于头痛期间出现先兆性症状,尚有伴迁延性先兆的偏头痛,其先兆不仅始于头痛之前,尚可持续到头痛后数小时至 7 天。

先兆可为视觉性的、运动性的、感觉性的,也可表现为脑干或小脑性功能障碍。最常见的先兆为视觉性先兆,约占先兆的 90%。如闪电、暗点、单眼黑矇、双眼黑矇、视物变形、视野外空白等。闪光可为锯齿样或闪电样闪光、城垛样闪光。视网膜动脉型偏头痛患者眼底可见视网膜水肿,偶可见樱红色黄斑。仅次于视觉现象的常见先兆为麻痹。典型的表现是影响一侧手和面部,也可出现偏瘫。如果优势半球受累,可出现失语。数十分钟后出现对侧或同侧头痛,多在儿童期发病。这称为偏瘫型偏头痛。偏瘫型偏头痛患者的局灶性体征可持续 7 天以上,甚至在影像学上发现脑梗死。偏头痛伴迁延性先兆和偏头痛性偏瘫以前曾被划入"复杂性偏头痛"。偏头痛反复发作后出现眼球运动障碍称为眼肌瘫痪型偏头痛。多为动眼神经麻痹所致,其次为滑车神经和展神经麻痹。多有无先兆偏头痛病史,反复发作者麻痹可经久不愈。如果先兆涉及脑干或小脑,则这种状况被称为基底型偏头痛,又称基底动脉型偏头痛。其可出现头昏、眩晕、耳鸣、听力障碍、共济失调、复视,视觉症状包括闪光、暗点、黑矇、视野缺损、视物变形。双侧损害可出现意识抑制,后者尤见于儿童。尚可出现感觉迟钝,偏侧感觉障碍等。

偏头痛先兆可不伴头痛出现,称为偏头痛等位症。多见于儿童偏头痛。有时见于中年以后,先兆可为偏头痛发作的主要临床表现而头痛很轻或无头痛。也可与头痛发作交替出现,可表现为闪光、暗点、腹痛、腹泻、恶心、呕吐、复发性眩晕、偏瘫、偏身麻木及精神心理改变。如儿童良性发作性眩晕、前庭性梅尼埃病、成人良性复发性眩晕。有跟踪研究显示,为数不少的以往诊断为梅尼埃病的患者,其症状大多数与偏头痛有关。有报告描述了一组成人良性复发性眩晕患者,年龄在 7～55 岁,晨起发病症状表现为反复发作的头晕、恶心、呕吐及大汗,持续数分钟至 4 天不等。发作开始及末期表现为位置性眩晕,发作期间无听觉症状。发作间期几乎所有患者均无症状,这些患者眩晕发作与偏头痛有着几个共同的特征,包括可因乙醇、睡眠不足、情绪紧张造成及加重,女性多发,常见于经期。

3.头痛

头痛可出现于围绕头或颈部的任何部位,可位于颞侧、额部、眶部。多为单侧痛,也可为双侧痛,甚至发展为全头痛,其中单侧痛者约占 2/3。头痛性质往往为搏动性痛,但也有患者描述为钻痛。疼痛程度往往为中、重度痛,甚至难以忍受。往往是晨起后发病,逐渐发展,达高峰后逐渐缓解。也有的患者于下午或晚上起病,成人头痛大多历时 4 小时至 3 天,而儿童头痛多历时 2 小时至 2 天。尚有持续时间更长者,可持续数周。有人将发作持续 3 天以上的偏头痛称为偏头痛持续状态。

头痛期间不少患者伴随出现恶心、呕吐、视物不清、畏光、畏声等,喜独居。恶心为最常见的伴随症状,且常为中、重度恶心。恶心可先于头痛发作,也可于头痛发作中或发作后出现。近一半的患者出现呕吐,有些患者的经验是呕吐后发作即明显缓解。其他自主功能障碍也可出现,如尿频、排尿障碍、鼻塞、心慌、高血压、低血压,甚至可出现心律失常。发作累及脑干或小脑者可出现眩晕、共济失调、复视、听力下降、耳鸣、意识障碍。

4.头痛终末期

此期为头痛开始减轻至最终停止这一阶段。

5.后续症状期

为数不少的患者于头痛缓解后出现一系列后续症状,表现为怠倦、困钝、昏昏欲睡。有的患者感到精疲力竭、饥饿感或厌食、多尿、头皮压痛、肌肉酸痛。也有患者出现精神心理改变,如烦躁、易怒、心境高涨或情绪低落、少语、少动等。

(二)儿童偏头痛

儿童偏头痛是儿童期头痛的常见类型。儿童偏头痛与成人偏头痛有所不同,尤其在性别方面。发生于青春期以前的偏头痛,男女患者比例大致相等,而成人期偏头痛,女性比例大大增加,约为男性的 3 倍。

儿童偏头痛的诱发及加重因素有很多与成人偏头痛一致,如劳累和情绪紧张可诱发或加重头痛,为数不少的儿童可因运动而诱发头痛。儿童偏头痛患者可有睡眠障碍,而上呼吸道感染及其他发热性疾病对儿童来说比成人更易使头痛加重。

在症状方面,儿童偏头痛与成人偏头痛亦有区别。儿童偏头痛持续时间常较成人短。偏瘫型偏头痛多在儿童期发病,成年期停止,偏瘫发作可从一侧到另一侧,这种类型的偏头痛常较难控制。反复的偏瘫发作可造成永久性神经功能缺损,并可出现病理征,也可造成认知障碍。基底动脉型偏头痛,在儿童也比成人常见,表现为闪光、暗点、视物模糊、视野缺损,也可出现脑干、小脑及耳症状,如眩晕、耳鸣、耳聋、眼球震颤。在儿童出现意识恍惚者比成人多,尚可出现跌倒发作。有些偏头痛儿童仅出现反复发作性眩晕,而无头痛发作。一个平时表现完全正常的儿童可突然恐惧、大叫、面色苍白、大汗、步态蹒跚、眩晕,并出现眼球震颤,数分钟后可完全缓解,恢复如常,这称之为儿童良性发作性眩晕,属于一种偏头痛等位症。这种典型的眩晕发作始于 4 岁以前,可每天数次发作,其后发作次数逐渐减少,多数于 7～8 岁以后不再发作。与成人不同,儿童偏头痛的前驱症状常为腹痛,有时可无偏头痛发作而代之以腹痛、恶心、呕吐、腹泻,称为腹型偏头痛等位症。在偏头痛的伴随症状中,儿童偏头痛出现呕吐较成人更加常见。

儿童偏头痛的预后较成人偏头痛好。6 年后约有一半儿童不再经历偏头痛,约 1/3 的偏头痛得到改善。而始于青春期以后的成人偏头痛常持续几十年。

三、诊断与鉴别诊断

(一)诊断

偏头痛的诊断应根据详细的病史做出,特别是头痛的性质及相关的症状非常重要。如头痛的部位、性质、持续时间、疼痛严重程度、伴随症状及体征、既往发作的病史、诱发或加重因素等。

对于偏头痛患者应进行细致的一般内科查体及神经科检查,以除外症状与偏头痛有重叠、类似或同时存在的情况。诊断偏头痛虽然没有特异性的实验室指标,但有时给予患者必要的实验室检查非常重要,如血、尿、脑脊液及影像学检查,以排除器质性病变。特别是中年或老年期出现的头痛,更应排除器质性病变。当出现严重的先兆或先兆时间延长时,有学者建议行颅脑 CT 或 MRI 检查。也有学者提议当偏头痛发作每月超过 2 次时,应警惕偏头痛的原因。

国际头痛协会(IHS)头痛分类委员会于 1962 年制定了一套头痛分类和诊断标准,这个旧的分类与诊断标准在世界范围内应用了 20 余年,至今我国尚有部分学术专著仍在沿用或参考这个分类。1988 年国际头痛协会头痛分类委员会制定了新的关于头痛、脑神经痛及面部痛的分类和诊断标准。目前临床及科研多采用这个标准。本标准将头痛分为 13 个主要类型,包括了总数 129 个头痛亚型。其中常见的头痛类型为偏头痛、紧张性头痛、丛集性头痛和慢性发作性偏头痛,而偏头痛又被分为七个亚型(表 2-1～表 2-4)。这 7 个亚型中,最主要的两个亚型是无先兆偏头痛和有先兆偏头痛,其中最常见的是无先兆偏头痛。

表 2-1　偏头痛分类

无先兆偏头痛

有先兆偏头痛

　　偏头痛伴典型先兆

　　偏头痛伴迁延性先兆

　　家族性偏瘫型偏头痛

　　基底动脉型偏头痛

　　偏头痛伴急性先兆发作

眼肌瘫痪型偏头痛

视网膜型偏头痛

可能为偏头痛前驱或与偏头痛相关联的儿童期综合征

　　儿童良性发作性眩晕

　　儿童交替性偏瘫

偏头痛并发症

　　偏头痛持续状态

　　偏头痛性偏瘫

不符合上述标准的偏头痛性障碍

表 2-2　国际头痛协会(1988)关于无先兆偏头痛的定义

无先兆偏头痛

诊断标准：

1.至少 5 次发作符合第 2～4 项标准

2.头痛持续 4～72 小时(未治疗或没有成功治疗)

3.头痛至少具备下列特征中的 2 条

　　(1)位于单侧。

　　(2)搏动性质。

　　(3)中度或重度(妨碍或不敢从事每天活动)。

　　(4)因上楼梯或类似的日常体力活动而加重。

4.头痛期间至少具备下列 1 条

　　(1)恶心和(或)呕吐。

　　(2)畏光和畏声。

5.至少具备下列 1 条

　　(1)病史、体格检查和神经科检查不提示器质性障碍。

　　(2)病史和(或)体格检查和(或)神经检查确实提示这种障碍(器质性障碍),但被适当的观察所排除。

　　(3)这种障碍存在,但偏头痛发作并非在与这种障碍有密切的时间关系上首次出现。

表 2-3　国际头痛协会关于有先兆偏头痛的定义

有先兆偏头痛

　　先前用过的术语:经典型偏头痛,典型偏头痛;眼肌瘫痪型、偏身麻木型、偏瘫型、失语型偏头痛

　　诊断标准:

　　1.至少 2 次发作符合第 2 项标准

　　2.至少符合下列 4 条特征中的 3 条

　　　　(1)一个或一个以上提示局灶大脑皮质或脑干功能障碍的完全可逆性先兆症状。

　　　　(2)至少一个先兆症状逐渐发展超过 4 分钟,或 2 个或 2 个以上的症状接着发生。

　　　　(3)先兆症状持续时间不超过 60 分钟,如果出现 1 个以上先兆症状,持续时间可相应增加。

　　　　(4)继先兆出现的头痛间隔期在 60 分钟之内(头痛尚可在先兆前或与先兆同时开始)。

　　3.至少具备下列 1 条

　　　　(1)病史:体格检查及神经科检查不提示器质性障碍。

　　　　(2)病史和(或)体格检查和(或)神经科检查确实提示这障碍,但通过适当的观察被排除。

　　　　(3)这种障碍存在,但偏头痛发作并非在与这种障碍有密切的时间关系上首次出现。

有典型先兆的偏头痛

　　诊断标准:

　　1.符合有先兆偏头痛诊断标准,包括第 2 项全部 4 条标准

　　2.有一条或一条以上下列类型的先兆症状

　　　　(1)视觉障碍。

　　　　(2)单侧偏身感觉障碍和(或)麻木。

　　　　(3)单侧力弱。

　　　　(4)失语或非典型言语困难。

表 2-4　国际头痛协会(1988)关于儿童偏头痛的定义

1.至少 5 次发作符合第(1)、(2)项标准

　　(1)每次头痛发作持续 2~48 小时。

　　(2)头痛至少具备下列特征中的 2 条:

　　　　1)位于单侧;

　　　　2)搏动性质;

　　　　3)中度或重度;

　　　　4)可因常规的体育活动而加重。

2.头痛期间内至少具备下列 1 条

　　(1)恶心和(或)呕吐。

　　(2)畏光和畏声。

国际头痛协会的诊断标准为偏头痛的诊断提供了一个可靠的、可量化的诊断标准,对于临床和科研的意义是显而易见的,有学者特别提到其对于临床试验及流行病学调查有重要意义。但临床上有时遇到患者并不能完全符合这个标准,对这种情况学者们建议随访及复查,以确定诊断。

由于国际头痛协会的诊断标准掌握起来比较复杂,为了便于临床应用,国际上一些知名的学者一直在探讨一种简单化的诊断标准。其中 Solomon 介绍了一套简单标准,符合这个标准的患者 99% 符合国际头痛协会关于无先兆偏头痛的诊断标准。这套标准较易掌握,供参考。

(1)具备下列 4 条特征中的任何 2 条,即可诊断无先兆偏头痛:①疼痛位于单侧。②搏动性痛。③恶心。④畏光或畏声。

(2)另有 2 条符加说明:①首次发作者不应诊断。②应无器质性疾病的证据。

在临床工作中尚能遇到患者有时表现为紧张性头痛,有时表现为偏头痛性质的头痛,为此有学者查阅了国际上一些临床研究文献后得到的答案是,紧张性头痛和偏头痛并非是截然分开的,其临床上确实存在着重叠,故有学者提出二者可能是一个连续的统一体。有时遇到有先兆偏头痛患者可表现为无先兆偏头痛,同样,学者们认为二型之间既可能有不同的病理生理,又可能是一个连续的统一体。

(二)鉴别诊断

偏头痛应与下列疼痛相鉴别。

1.紧张性头痛

紧张性头痛又称肌收缩型头痛。其临床特点是头痛部位较弥散,可位于前额、双颞、顶、枕及颈部。头痛性质常呈钝痛,头部压迫感、紧箍感,患者常述犹如戴着一个帽子。头痛常呈持续性,可时轻时重。多有头皮、颈部压痛点,按摩头颈部可使头痛缓解,多有额、颈部肌肉紧张,部分伴有恶心、呕吐。

2.丛集性头痛

丛集性头痛又称组胺性头痛、Horton 综合征,表现为一系列密集的、短暂的、严重的单侧钻痛。与偏头痛不同,头痛部位多局限并固定于一侧眶部、球后和额颞部。发病时间常在夜间,并使患者痛醒。发病时间固定,起病突然而无先兆,开始可为一侧鼻部烧灼感或球后压迫感,继之出现特定部位的疼痛,常疼痛难忍,并出现面部潮红、结膜充血、流泪、流涕、鼻塞。为数不少的患者出现 Horner 征,可出现畏光,不伴恶心、呕吐。诱因可为饮酒、兴奋或服用扩血管药。发病年龄常较偏头痛晚,平均25岁,男女之比约4:1。罕见家族史。治疗包括:非类固醇类抗炎止痛剂;激素治疗;睾丸素治疗;吸氧疗法(国外介绍为100%氧气,8~10 L/min,共10~15分钟,仅供参考);麦角胺咖啡因或双氢麦角碱睡前应用,对夜间头痛特别有效;碳酸锂疗效尚有争议,多数学者介绍其有效,但中毒剂量有时与治疗剂量很接近,曾有老年患者(精神患者)服一片致昏迷的案例,建议有条件者监测血锂水平,不良反应有胃肠道症状、肾功能改变、内分泌改变、震颤、眼球震颤、抽搐等;其他药物尚有钙离子通道阻滞剂、sumatriptan等。

3.痛性眼肌麻痹

痛性眼肌麻痹又称Tolosa-Hunt综合征,是一种以头痛和眼肌麻痹为特征,涉及特发性眼眶和海绵窦的炎性疾病。病因可为颅内颈内动脉的非特异性炎症,也可能涉及海绵窦。常表现为球后及眶周的顽固性胀痛、刺痛,数天或数周后出现复视,并可有第Ⅲ、Ⅳ、Ⅵ对脑神经受累表现,间隔数月数年后复发,需行血管造影以排除颈内动脉瘤。皮质类固醇治疗有效。

4.颅内占位所致头痛

占位早期,头痛可为间断性或晨起为重,但随着病情的发展,多成为持续性头痛,进行性加重,可出现颅内高压的症状与体征,如头痛、恶心、呕吐、视盘水肿,并可出现局灶症状与体征,如精神改变。偏瘫、失语、偏身感觉障碍、抽搐、偏盲、共济失调、眼球震颤等,典型者鉴别不难。但需注意,也有表现为十几年的偏头痛,最后被确诊为巨大血管瘤者。

四、防治

(一)一般原则

偏头痛的治疗策略包括两个方面:对症治疗及预防性治疗。对症治疗的目的在于消除、抑制或减轻疼痛及伴随症状。预防性治疗用来减少头痛发作的频度及减轻头痛严重性。对偏头痛患者是单用对症治疗还是同时采取对症治疗及预防性治疗,要具体分析。一般说来,如果头痛发作频度较小,疼痛程度较轻,持续时间较短,可考虑单纯选用对症治疗。如果头痛发作频度较大,疼痛程度较重,持续时间较长,对工作、学习、生活影响较明显,则在给予对症治疗的同时,给予适当的预防性治疗。总之,既要考虑到疼痛对患者的影响,又要考虑到药物不良反应对患者的影响,有时还要参考患者个人的意见。有学者的建议是每周发作2次以下者单独给予药物性对症治疗,而发作频繁者应给予预防性治疗。

不论是对症治疗还是预防性治疗均包括两个方面,即药物干预及非药物干预。

非药物干预方面强调患者自助。嘱患者详细记录前驱症状、头痛发作与持续时间及伴随症状,找出头痛诱发及缓解的因素,并尽可能避免。如避免食用某些食物,保持规律的作息时间,规律饮食。不论是在工作日,还是周末抑或假期,坚持这些方案对于减轻头痛发作非常重要,接受这些建议对 30% 的患者有帮助。另有人倡导有规律地锻炼,如长跑等,可能有效地减少头痛发作。认知和行为治疗,如生物反馈治疗等,已被证明有效。另有患者于头痛时进行痛点压迫,于凉爽、安静、暗淡的环境中独处,或以冰块冷敷均有一定效果。

(二)药物对症治疗

偏头痛对症治疗可选用非特异性药物治疗,包括简单的止痛药、非类固醇类抗炎药及麻醉剂。对于轻、中度头痛,简单的镇痛药及非类固醇类抗炎药常可缓解头痛的发作。常用的药物有脑清片、对乙酰氨基酚、阿司匹林、萘普生、吲哚美辛、布洛芬、罗通定等。麻醉药的应用是严格限制的,有学者提议主要在头痛严重发作,其他治疗不能缓解,或对偏头痛特异性治疗有禁忌或不能忍受的情况下应用。偏头痛特异性 5-HT 受体拮抗剂主要用于中、重度偏头痛。偏头痛特异性 5-HT 受体拮抗剂结合简单的止痛剂,大多数头痛可得到有效的治疗。

5-HT 受体拮抗剂治疗偏头痛的疗效是肯定的。麦角胺咖啡因既能抑制去甲肾上腺素的再摄取,又能拮抗其与 β-肾上腺素受体的结合,于先兆期或头痛开始后服用 1 片,常可使头痛发作终止或减轻。如效果不明显,于数小时后加服 1 片,每天不超过 4 片,每周用量不超过 10 片。该药缺点是不良反应较多,并且有成瘾性,有时剂量会越来越大。常见不良反应为消化道症状、心血管症状,如恶心、呕吐、胸闷、气短等。孕妇及心肌缺血、高血压、肝肾疾病等患者忌用。

麦角碱衍生物酒石酸麦角胺、sumatriptan 和双氢麦角胺为偏头痛特异性药物,均为 5-HT 受体拮抗剂。这些药物作用于中枢神经系统和三叉神经中受体介导的神经通路,通过阻断神经源性炎症而起到抗偏头痛作用。

酒石酸麦角胺主要用于中、重度偏头痛,特别是当简单的镇痛治疗效果不足或不能耐受时。其有多项作用:既是 $5-HT_{1A}$、$5-HT_{1B}$、$5-HT_{1D}$ 和 $5-HT_{1F}$ 受体拮抗剂,又是 α 肾上腺素受体拮抗剂,通过刺激动脉平滑肌细胞 5-HT 受体而产生血管收缩作用;它可收缩静脉容量性血管、抑制交感神经末端去甲肾上腺素再摄取。作为 $5-HT_1$ 受体拮抗剂,它可抑制三叉神经血管系统神经源性炎症,其抗偏头痛活性中最基础的机制可能在此,而非其血管收缩作用。其对中枢神经递质的作用对缓解偏头痛发作亦是重要的。给药途径有口服、舌下及直肠给药。生物利用度与给药途径关系密切。口服及舌下含化吸收不稳定,直肠给药起效快,吸收可靠。为了减少过多应用导致麦角胺依赖性或反跳性头痛,一般每周应用不超过 2 次,应避免大剂量连续用药。

有学者总结酒石酸麦角胺在下列情况下慎用或禁用:年龄 55～60 岁(相对禁忌);妊娠或哺乳;心动过缓(中至重度);心室疾病(中至重度);胶原-肌肉病;心肌炎;冠心病,包括血管痉挛性心绞痛;高血压(中至重度);肝、肾损害(中至重度);感染或高热/败血症;消化性溃疡性疾病;周围血管病;严重瘙痒。另外,该药可加重偏头痛造成的恶心、呕吐。

sumatriptan 亦适用于中、重度偏头痛发作,作用于神经血管系统和中枢神经系统,通过抑制或减轻神经源性炎症而发挥作用。曾有人称 sumatriptan 为偏头痛治疗的里程碑。皮下用药 2 小时,约对 80% 的急性偏头痛有效。尽管 24～48 小时内 40% 的患者重新出现头痛,这时给予第 2 剂仍可达到同样的有效率。口服制剂的疗效稍低于皮下给药,起效亦稍慢,通常在 4 小时内起效。皮下用药后 4 小时给予口服制剂不能预防再出现头痛,但对皮下用药后 24 小时内出现的头痛有效。

sumatriptan 具有良好的耐受性,其不良反应通常较轻和短暂,持续时间常在 45 分钟以内,包括注射部位的疼痛、耳鸣、面红、烧灼感、热感、头昏、体重增加、颈痛及发音困难。少数患者于首剂时出现非心源性胸部压迫感,仅有很少患者于后续用药时再出现这些症状。罕见引起与其相关的心肌缺血。

有学者总结应用 sumatriptan 注意事项及禁忌证:年龄超过 55 岁(相对禁忌证);妊娠或哺乳;缺血性心肌病(心绞痛、心肌梗死病史,记录到的无症状性缺血);不稳定型心绞痛;高血压(未控制);基底型或偏瘫型偏头痛;未识别的冠心病(绝经期妇女,男性＞40 岁,心脏病危险因素如高血压、高脂血症、肥胖、糖尿病、严重吸烟及强阳性家族史);肝、肾功能损害(重度);同时应用单胺氧化酶抑制剂或单胺氧化酶抑制剂治疗终止后 2 周内;同时应用含麦角胺或麦角类制剂(24 小时内),首次剂量可能需要在医师监护下应用。

酒石酸二氢麦角胺的效果超过酒石酸麦角胺。大多数患者起效迅速,对中、重度发作患者特别有用,其也可用于难治性偏头痛。其与酒石酸麦角胺有共同的机制,但其动脉血管收缩作用较弱,有选择性收缩静脉血管的特性,可静脉注射、肌内注射及鼻腔吸入。静脉注射途径给药起效迅速,肌内注射生物利用度达 100%。鼻腔吸入的生物利用度为 40%。应用酒石酸二氢麦角胺后再出现头痛的频率较其他现有的抗偏头痛剂小,这可能与其半衰期长有关。

酒石酸二氢麦角胺较酒石酸麦角胺具有较好的耐受性、恶心和呕吐的发生率及程度非常低,静脉注射最高,肌内注射及鼻吸入给药低,极少成瘾和引起反跳性头痛。通常的不良反应包括胸痛、轻度肌痛、短暂的血压上升。不应给予有血管痉挛反应倾向的患者,包括已知的周围性动脉疾病,冠状动脉疾病(特别是不稳定性心绞痛或血管痉挛性心绞痛)或未控制的高血压患者。注意事项和禁忌证同酒石酸麦角胺。

(三)药物预防性治疗

偏头痛的预防性治疗应个体化,特别是剂量的个体化。可根据患者体重、一般身体情况、既往用药体验等选择初始剂量,逐渐加量,如无明显不良反应,可连续用药 2~3 天,无效时再接用其他药物。

1.抗组胺药物

苯噻啶为一有效的偏头痛预防性药物。可每天 2 次,每次 0.5 mg 起,逐渐加量,一般可增加至每天 3 次,每次 1.0 mg,最大量不超过 6 mg/d。不良反应为嗜睡、头昏、体重增加等。

2.钙通道拮抗剂

氟桂利嗪,每晚 1 次,每次 5~10 mg,不良反应有嗜睡、锥体外系反应、体重增加、抑郁等。

3.β受体阻滞剂

普萘洛尔开始剂量 3 次/天,每次 10 mg,逐渐增加至 60 mg/d。也有学者推荐 120 mg/d,心率<60 次/分钟者停用。哮喘、严重房室传导阻滞者禁用。

4.抗抑郁剂

阿米替林每天 3 次,每次 25 mg,逐渐加量。可有嗜睡等不良反应,加量后不良反应明显。氟西汀(百优解)20 mg/片,每晨 1 片,饭后服,该药初始剂量及有效剂量相同,服用方便,不良反应有睡眠障碍、胃肠道症状等,常较轻。

5.其他

非类固醇类抗炎药,如萘普生;抗惊厥药,如卡马西平、丙戊酸钠等;舒必剂、硫必利;中医(辨证施治、辨经施治、成方加减、中成药等)皆可试用。

(四)关于特殊类型偏头痛

与偏头痛相关的先兆是否需要治疗及如何治疗,目前尚无定论。通常先兆为自限性的、短暂的,大多数患者于治疗尚未发挥作用时可自行缓解。如果患者经历复发性、严重的、明显的先兆,考虑舌下含化尼非地平,但头痛有可能加重,且疗效亦不肯定。给予 sumatriptan 及酒石酸麦角胺的疗效亦尚处观察之中。

(五)关于难治性、严重偏头痛性头痛

这类头痛主要涉及偏头痛持续状态,头痛常不能为一般的门诊治疗所缓解。患者除持续的进展性头痛外尚有一系列生理及情感症状,如恶心、呕吐、腹泻、脱水、抑郁、绝望,甚至自杀倾向。用药过度及反跳性依赖、戒断症状常促发这些障碍。这类患者常需收入急症室观察或住院,以纠正患者存在的生理障碍,如脱水等;排除伴随偏头痛出现的严重的神经内科或内科疾病;治疗纠正药物依赖;预防患者于家中自杀等。应注意患者的生命体征,可做心电图检查。药物可选用酒石酸二氢麦角胺、sumatriptan、鸦片类及止吐药,必要时亦可谨慎给予氯丙嗪等。可选用非肠道途径给药,如静脉滴注或肌内注射给药。一旦发作控制,可逐渐加入预防性药物治疗。

(六)关于妊娠妇女的治疗

有学者建议给予地美罗注射剂或片剂,并应限制剂量。还可应用泼尼松,因其不易穿过胎盘,在妊娠早期不损害胎儿,但不宜应用太频繁。如欲怀孕,最好尽最大可能不用预防性药物并避免应用麦角类制剂。

(七)关于儿童偏头痛

儿童偏头痛用药的选择与成人有很多重叠,如止痛药物、钙离子通道拮抗剂、抗组织胺药物等,但也有人质疑酒石酸麦角胺药物的疗效。如能确诊,重要的是对儿童及其家长进行安慰,使其对本病有一个全面的认识,以缓解由此带来的焦虑,对治疗当属有益。

五、护理

(一)护理评估

1.健康史

(1)了解头痛的部位、性质和程度:询问是全头疼还是局部头疼;是搏动性头疼还是胀痛、钻痛;是轻微痛、剧烈痛还是无法忍受的疼痛。偏头疼常描述为双侧颞部的搏动性疼痛。

(2)头疼的规律:询问头疼发病的急缓,是持续性还是发作性,起始与持续时间,发作频率,激发或缓解的因素,与季节、气候、体位、饮食、情绪、睡眠、疲劳等的关系。

(3)有无先兆及伴发症状：如头晕、恶心、呕吐、面色苍白、潮红、视物不清、闪光、畏光、复视、耳鸣、失语、偏瘫、嗜睡、发热、晕厥等。典型偏头疼发作常有视觉先兆并伴有恶心、呕吐、畏光。

(4)既往史与心理社会状况：询问患者的情绪、睡眠、职业情况以及服药史，了解头疼对日常生活、工作和社交的影响，患者是否因长期反复头疼而出现恐惧、忧郁或焦虑心理。大部分偏头疼患者有家族史。

2.身体状况

检查意识是否清楚，瞳孔是否等大等圆、对光反射是否灵敏；体温、脉搏、呼吸、血压是否正常；面部表情是否痛苦，精神状态怎样；眼睑是否下垂、有无脑膜刺激征。

3.主要护理问题及相关因素

(1)偏头疼：与发作性神经血管功能障碍有关。

(2)焦虑：与偏头疼长期、反复发作有关。

(3)睡眠形态紊乱：与头疼长期反复发作和(或)焦虑等情绪改变有关。

(二)护理措施

1.避免诱因

告知患者可能诱发或加重头疼的因素，如情绪紧张、进食某些食物、饮酒、月经来潮、用力性动作等；保持环境安静、舒适，光线柔和。

2.指导减轻头疼的方法

如指导患者缓慢深呼吸，听音乐、练气功、生物反馈治疗，引导式想象，冷、热敷以及理疗、按摩、指压止痛法等。

3.用药护理

告知止痛药物的作用与不良反应，让患者了解药物依赖性或成瘾性的特点，如大量使用止痛剂，滥用麦角胺咖啡因可致药物依赖。指导患者遵医嘱正确服药。

第四节　脊髓压迫症

一、概述

(一)疾病概念和特点

脊髓压迫症是一组椎管内占位性病变引起的脊髓受压综合征，随着病变进展出现脊髓半切综合征和横贯性损害及椎管梗阻,脊神经根和血管可有不同程度受累。

(二)病因

脊髓是含水分丰富的柔软组织,对外来机械压力及缺血、缺氧的耐受能力差,脊髓压迫症与机械压迫、血供障碍及占位病变直接浸润破坏有关。①急性压迫型:多由急性硬膜外血肿、外伤后椎管内血肿、椎管内出血等引起,病变发展快,在较短时间内(1~3天内)迅速压迫脊髓,使脊髓动脉血供减少,静脉回流受阻,受损区神经细胞、胶质细胞及神经轴突水肿、变性,若不能及时解除病因,可出现脊髓坏死。②慢性压迫型:常由先天性脊柱畸形和椎管内良性肿瘤引起,病变发展速度较慢,可在一定的时间内不表现出相应的临床症状。发病后期出现失代偿症状,机械压迫表现为神经根脊髓半切综合征或横贯性损害。

(三)临床表现

1.急性脊髓压迫症

发病及进展迅速,常于数小时至数天内脊髓功能完全丧失,多表现为脊髓横贯性损害,出现脊髓休克,病变以下呈弛缓性瘫,各种反射消失。

2.慢性脊髓压迫症

病情缓慢进展,早期症状体征可不明显。可分为三期。

(1)根痛期(神经根刺激期):出现神经根痛及脊膜刺激症状。晚间症状加重,白天减轻;咳嗽、排便和用力等加腹压动作可使疼痛加剧,改变体位也使症状减轻或加重。

(2)脊髓部分受压期:表现为脊髓半切综合征,同侧损害节段以下上运动神经元瘫痪、腱反射亢进、病理征阳性,同侧深感觉障碍及病变对侧损害节段以下痛温觉减退或丧失,而触觉良好,病变侧损害节段以下血管舒缩功能障碍。

(3)脊髓完全受压期:出现脊髓完全横贯性损害,表现出的运动、感觉与自主神经功能障碍和急性脊髓炎一致。

(四)辅助检查

1.脑脊液检查

脑脊液常规、生化检查及动力学变化对确定脊髓压迫症和程度很有价值。

2.影像学检查

脊柱X线平片、CT、MRI及脊髓造影等也可以确定病变的节段、性质及压迫程度。

(五)治疗原则

(1)早期诊断,及早手术,尽快去除病因。恶性肿瘤或转移瘤可酌情手术、放射治疗或化学治疗。

(2)急性脊髓压迫症需在6小时内减压,如硬脊膜外脓肿应紧急手术并给予足量抗生素,脊柱结核在抗结核治疗的同时行根治术。

(3)瘫痪肢体应积极进行康复治疗及功能训练,预防并发症。

二、护理评估

(一)一般评估

1.生命体征

患者因感染引起的体温升高和心率加快。疾病波及高段颈髓和延髓时,易致呼吸肌瘫痪,密切观察呼吸的频率和节律。延髓心血管中枢受影响时,患者心率和血压波动较大。

2.患者主诉

了解发病前数天或1~2周有无发热、全身不适或上呼吸道感染症状、促发脊髓炎的主要原因及诱因等。询问其首发症状和典型表现,肌无力的部位,感觉障碍的部位和性质,有无大小便失禁/潴留,有无长期卧床的并发症。

(二)身体评估

1.头颈部

评估患者的意识状态和面容,患者的营养状态。面部表情是否淡漠、颜色是否正常,有无畸形、面肌抽动、眼睑水肿、眼球突出、眼球震颤、巩膜黄染、结膜充血。有无张口呼吸或鼻翼翕动,有无咳嗽无力。头颅大小、形状,注意有无头颅畸形。注意头颈部有无局部肿块或压痛;颈动脉搏动是否对称。有无头部活动受限、不自主活动及抬头无力。角膜反射、咽反射是否存在或消失,有无构音障碍或吞咽困难。脑膜刺激征是否阳性。

2.胸部

患者胸廓、脊柱有无畸形,有无呼吸困难。肺部感染者,可触及语音震颤。心脏及肺部叩诊和听诊是否异常,注意两侧对比。皮肤干燥和多汗的部位。感觉检查宜在环境安静、患者清醒配合的情况下进行,注意感觉障碍的部位、性质、范围、感觉变化的平面及双侧对称性等。

(1)浅感觉。①痛觉:用针尖轻刺皮肤,确定痛觉减退、消失或过敏区域。检查时应掌握刺激强度,可从无痛觉区向正常区检查,自上而下,两侧对比。②温度觉:以盛有冷水(5～10 ℃)和热水(40～45 ℃)的两试管,分别接触患者皮肤,询问其感觉。③触觉:以棉花、棉签轻触患者皮肤,询问其感觉。

(2)深感觉。①位置觉:嘱患者闭目,医者用手指从两侧轻轻夹住患者的手指或足趾,做伸屈动作,询问其被夹指、趾的名称和被扳动的方向。②震动觉:将音叉震动后,放在患者的骨突起部的皮肤上,询问其有无震动及震动持续时间。③实体感觉:嘱患者闭目,用手触摸分辨物体的大小、方圆、硬度。④两点分辨觉:以圆规的两个尖端,触及身体不同部位,测定患者分辨两点距离的能力。

3.腹部

患者腹部和膀胱区外形和膀胱区是否正常,触诊有无局部压痛、反跳痛,双侧感觉是否存在,是否对称,记录感觉变化的部位。腹壁反射、提睾反射是否存在和对称。两便失禁是否引起压疮。留置尿管者,观察尿道口有无脓性分泌物,尿液的性质。叩诊膀胱区,判断有无尿潴留。肠鸣音是否减弱或消失。

4.四肢

观察患者四肢外形有无畸形,检查其四肢肌力和肌张力如何。触诊患者的肌力和肌张力,肌张力增高或降低,肌张力异常的形式。感觉障碍的部位和性质,病理反射是否为阳性。评估患者四肢腱反射的强弱。

根据肌力的情况,一般均将肌力分为0～5级,共6个级别。

0级:完全瘫痪,测不到肌肉收缩。

1级:仅测到肌肉收缩,但不能产生动作。

2级:肢体能在床上平行移动,但不能抵抗自身重力,即不能抬离床面。

3级:肢体可以克服地心吸收力,能抬离床面,但不能抵抗阻力。

4级:肢体能做对抗外界阻力的运动,但不完全。

5级:肌力正常。

(三)心理-社会评估

主要了解患者患病后的情绪反应,及其学习、工作与家庭生活等情况,家庭成员的支持程度,家庭经济能力和社会支持资源。

(四)辅助检查结果评估

(1)实验室检查急性期血常规可见白细胞计数升高,脑脊液白细胞计数增多,蛋白含量明显增高。

(2)磁共振成像(MRI)检查:MRI 检查可在早期明确脊髓病变的性质、范围、程度。早期,脊髓病变段呈弥漫肿胀、增粗。后期,脊髓不再肿胀,少部分患者出现脊髓萎缩。

（五）常用药物治疗效果的评估

严格按医嘱用药,严禁骤然停药,否则会引发病情加重。急性期大剂量应用糖皮质激素,注意观察患者症状是否改善及其不良反应。长期大量应用糖皮质激素可引起物质代谢和水盐代谢紊乱,出现类肾上腺皮质功能亢进综合征,如浮肿、低血钾、高血压、糖尿病、皮肤变薄、满月脸、水牛背、向心性肥胖、多毛、痤疮、肌无力和肌萎缩等症状,一般不须格外治疗,停药后可自行消退。骨质疏松及椎骨压迫性骨折是各种年龄患者应用糖皮质激素治疗中严重的并发症。

三、主要护理诊断

（一）躯体移动障碍

与脊髓病变有关。

（二）低效性呼吸形态

与呼吸肌麻痹有关。

（三）尿潴留

与膀胱自主神经功能障碍有关。

（四）生活自理缺陷

与肢体瘫痪有关。

（五）潜在并发症

压疮、坠积性肺炎、尿路感染。

四、护理措施

（一）病情观察

监测生命体征,应严密观察有无呼吸困难、心率加快、血压升高、体温升高,有无发绀、吞咽及言语障碍等。定期监测血生化指标。判断瘫痪和感觉平面有无上升,疾病有无进展或加重。

（二）一般护理

1.休息与活动

急性期特别是并发有心肌炎时应卧床休息。如有呼吸肌麻痹应取平卧位,头偏向一侧。恢复期可活动与休息相结合,但避免过度劳累。

2.吸氧

给予低流量吸氧。如出现呼吸无力、呼吸困难应及时通知医师,必要时给予气管插管或气管切开、呼吸机辅助呼吸。

(三)合理饮食

保证机体足够的营养,进食高蛋白、高热量、高维生素、易消化、含钾丰富(如橘子、香蕉等)的食物。吞咽困难进食呛咳者,应给予鼻饲,切勿勉强进食,以免引起吸入性肺炎及窒息。口腔护理一天两次,根据患者的情况选择合适的漱口液,可以自理的患者尽量鼓励患者自己洗漱。

(四)皮肤护理

大小便失禁、腹泻、发热、出汗、自主神经功能紊乱等都会使皮肤处于潮湿环境中,发生压疮的危险会增加,必须加强皮肤护理。对骨突或受压部位,如脚踝、足跟、骶尾部等部位常检查,加强营养;使用一些护理用品和用具,如给予气垫床、赛肤润、美皮康和海绵垫等;每2小时翻身、拍背1次。输液以健侧、上肢为原则,输液前认真观察准备输液肢体一侧的皮肤情况,输液后随时观察输液肢体局部及皮肤情况,以免液体外渗造成皮肤红肿;给予洗漱、浸泡时水温勿过热以免造成烫伤,冰袋降温时间勿过长以免引起冻伤。

(五)康复训练

在脊髓受损初期,就应与康复师根据患者情况制订康复计划,保持各关节的正常功能位,每次翻身后将肢体位置摆放正确,做关节的被动或主动运动。给予日常生活活动训练,使患者能自行穿脱衣服、进食、盥洗、大小便、淋浴及开关门窗、电灯、水龙头等,增进患者的自我照顾能力。

(六)排泄异常的护理

1.尿失禁患者

护理人员要根据给患者输液或饮水的时间,给予排便用品,协助其排便,同时在患者小腹部加压,增加膀胱内压,锻炼恢复自主排尿功能。

2.尿潴留患者

尿潴留患者应给予留置导尿管,根据入量(输液、饮水)时间,适时、规律地夹闭、开放尿管,以维持膀胱充盈、收缩功能;同时在排放尿液时采用一些方法刺激诱导膀胱收缩,如轻敲患者下腹部、听流水声和热敷膀胱区。对留置导尿管的患者,应每天消毒尿道口,观察尿液的色、量是否正常,是否有沉淀,尿道口有无分泌物;当尿常规化验有感染时,可根据医嘱给予膀胱冲洗,再留取化验至正常,注意操作时保持无菌规范;患者病情允许的情况下,尽早拔除尿管。

3.大便秘结的患者

应保持适当的高纤维饮食与水分的摄取。餐后胃肠蠕动增强,当患者有便意感时,指导并协助患者增加腹压来引发排便。每天固定时间进行排便训练,养成排便规律。必要时肛门塞入开塞露,无效时可给予不保留灌肠。

4.大便失禁的患者

选择易消化、易吸收的高营养、低排泄的食物,同时指导患者练习腹肌加压与肛门括约肌收缩,掌握进食后的排便时间规律,协助放置排便用品(便盆、尿垫);随时清洁排便后肛门周围皮肤。

(七)心理护理

患者均为突然发病且伴有肢体瘫痪、排泄异常等,严重影响其正常生活,加之对疾病知识、治疗效果不了解容易产生恐惧感。而且本病病程较长,患者可出现不同程度的情绪低落,对治疗和康复缺乏信心,护理人员应及时向患者介绍疾病相关知识,动员和指导家人和朋友在各个方面关心、支持、帮助患者,减轻其思想负担,去除紧张情绪,鼓励患者表达自己的感受,倾听患者的诉说。帮助患者做肢体活动,给予精神上的鼓励及生活支持,树立战胜疾病的信心。

(八)健康教育

(1)瘫痪肢体应早期做被动运动、按摩,以改善血液循环,促进瘫痪肢体的恢复。保持肢体的功能位置,预防足下垂及畸形。同时可配合物理治疗、针灸治疗。

(2)训练患者正确的咳嗽、咳痰方法,变换体位方法。

(3)提出治疗与护理的配合及要求,包括休息与活动、饮食、类固醇皮质激素的应用及其注意事项。

(4)增加营养,增强体质,预防感冒。

(5)带尿管出院者,应指导留置尿管的护理及膀胱功能的训练。

(6)长期卧床者,应每2小时翻身、拍背1次,预防压疮及坠积性肺炎。

(7)出现生命体征改变、肢体感觉障碍、潜在并发症及时就诊。

五、护理效果评估

(1)患者自觉症状(肌力增强、感觉障碍减退)逐渐好转,生活基本自理。

(2)患者大小便失禁逐渐控制。

(3)患者无尿路感染。

(4)患者皮肤完好,无压疮。

(5)患者大小便潴留逐渐解除,大小便通畅。

第五节　帕金森病

一、概述

(一)疾病概念和特点

帕金森病(Parkinson's disease,PD)又称震颤麻痹,是中老年常见的神经系统变性疾病,以静止性震颤、运动减少、肌强直和体位不稳为临床特征,主要病理改变是黑质多巴胺能神经元变性和路易小体形成。

(二)相关病理生理

黑质多巴胺能神经元通过黑质-纹状体通路将多巴胺输送到纹状体,参与基底节的运动调节。由于PD患者的黑质多巴胺能神经元显著变性丢失,黑质-纹状体多巴胺能通路变性,纹状体多巴胺递质浓度显著降低,出现临床症状时纹状体多巴胺浓度一般降低80%以上。多巴胺递质降低的程度与患者的症状严重程度相一致。

(三)病因与发病机制

本病的病因未明,发病机制复杂。目前认为PD非单因素引起,可能为多因素共同参与所致,可能与以下因素有关。

1.年龄老化

本病多见于中老年人,60岁以上人口的患病率高达1%,应用氟多巴显影的正电子发射断层扫描(PET)也显示多巴胺能神经元功能随年龄增长而降低,并与黑质细胞的死亡数成正比。

2.环境因素

流行病学调查显示,长期接触杀虫剂、除草剂或某些工业化学品等可能是PD发病的危险因素。

3.遗传因素

本病在一些家族中呈聚集现象,包括常染色体显性遗传或常染色体隐性遗传,细胞色素 $P450_2D_6$ 型基因可能是 PD 的易感基因之一。

高血压脑动脉硬化、脑炎、外伤、中毒、基底核附近肿瘤以及吩噻嗪类药物等所产生的震颤、强直等症状,称为帕金森综合征。

(四)临床表现

常为 60 岁以后发病,男性稍多,起病缓慢,进行性发展。首发症状多为震颤,其次为步行障碍、肌强直和运动迟缓。

1.静止性震颤

多从一侧上肢开始,呈现有规律的拇指对掌和手指屈曲的不自主震颤。类似"搓丸"样动作。它具有静止时明显震颤,动作时减轻,入睡后消失等特征,故称为"静止性震颤";随病程进展,震颤可逐步涉及下颌、唇、面和四肢。少数患者无震颤,尤其是发病年龄在 70 岁以上者。

2.肌强直

多从一侧的上肢或下肢近端开始,逐渐蔓延至远端、对侧和全身的肌肉。肌强直与锥体束受损时的肌张力增高不同,后者被动运动关节时,阻力在开始时较明显,随后迅速减弱,呈所谓"折刀"现象,故称"折刀样肌强直",多伴有腱反射亢进和病理反射。

3.运动迟缓

患者随意动作减少、减慢,多表现为开始的动作困难和缓慢,如行走时起动和终止均有困难。面肌强直使面部表情呆板,双眼凝视和瞬目动作减少,笑容出现和消失减慢,造成"面具脸"。手指精细动作很难完成,系裤带、鞋带等很难进行;有书写时字越写越小的倾向,称为"写字过小症"。

4.姿势步态异常

早期走路拖步,迈步时身体前倾,行走时步距缩短,颈肌、躯干肌强直而使患者站立时呈特殊屈曲姿势,行走时上肢协同摆动的联合动作减少或消失;晚期坐位、卧位起立困难。因迈步后碎步、往前冲,越走越快,不能立刻停步,称为"慌张步态"。

(五)辅助检查

(1)一般检查无异常。

(2)头颅 CT:可显示脑部不同程度的脑萎缩表现。

(3)功能性脑影像:采用 PET 或单光子发射计算机断层成像术(SPECT)检查有辅助诊断价值。

(4)基因检测:DNA 印记技术、PCR、DNA 序列分析等,在少数家族性 PD 患者中可能发现基因突变。

(5)生化检测:采用高效液相色谱(HPLC)可检测到脑脊液和尿中 HVA 含量降低。

(六)治疗原则

1.综合治疗

应采取综合治疗,包括药物治疗、手术治疗、康复治疗、心理治疗等,药物治疗是首选且主要的治疗手段。

2.用药原则

药物治疗应从小剂量开始,缓慢递增,以较小剂量达到较满意的疗效以延缓疾病进展、控制症状,尽可能延长症状控制的年限,同时尽量减少药物的不良反应和并发症。

3.药物治疗

早期无须药物治疗,当疾病影响患者日常生活和工作能力时,适当的药物治疗可不同程度的减轻症状,并可因减少并发症而延长生命。替代药物如复方左旋多巴、多巴受体激动剂等效果较好。

4.外科治疗

采用立体定向手术破坏丘脑腹外侧核后部可以控制对侧肢体震颤;破坏其前部则可制止对侧肌强直。采用 γ-刀治疗本病近期疗效较满意,远期疗效待观察。

5.康复治疗

进行肢体运动、语言、进食等训练和指导,可改善患者的生活质量,减少并发症。

6.干细胞治疗

干细胞治疗是正在探索中的一种较有前景的新疗法。

二、护理评估

(一)一般评估

1.生命体征

一般无特殊。

2.患者主诉

(1)症状:有无静止性震颤,类似"搓丸"样动作;折刀样肌强直及铅管样肌强直;面具脸;写字过小症以及慌张步态。

（2）发病形式:何时发病,持续时间,症状的部位、范围、性质、严重程度等。

（3）既往检查、治疗经过及效果,是否有遵医嘱治疗。目前情况包括使用药物的名称、剂量、用法和有无不良反应。

3.相关记录

患者认知功能、日常生活能力、精神行为症状、年龄、性别、体重、体位、饮食、睡眠、皮肤、液体出入量、跌倒风险评估、吞咽功能障碍评定等记录结果。

（二）身体评估

1.头颈部

患者意识是否清楚,睁眼运动是否正常。两侧瞳孔是否等大、等圆、瞳孔对光反射是否灵敏;角膜反射是否正常。头颅大小、形状,注意有无头颅畸形。面部表情是否淡漠、颜色是否正常,有无畸形、面肌抽动、眼睑水肿、眼球突出、眼球震颤、巩膜黄染、结膜充血,额纹及鼻唇沟是否对称或变浅,鼓腮、示齿动作能否完成,伸舌是否居中,舌肌有无萎缩。有无吞咽困难、饮水呛咳,有无声音嘶哑或其他语言障碍。咽反射是否存在或消失。有无头部活动受限、不自主活动及抬头无力;颈动脉搏动是否对称。颈椎、脊柱、肌肉有无压痛。颈动脉听诊是否闻及血管杂音。

2.胸部

无特殊。

3.腹部

无特殊。

4.四肢

四肢有无震颤、肌阵挛等不自主运动,患者站立和行走时步态是否正常。肱二头肌、肱三头肌反射肱与桡反射、膝腱反射、跟腱反射是否阳性。

（三）心理-社会评估

1.疾病知识

患者对疾病的性质、过程、防治及预后知识的了解程度。

2.心理状况

了解疾病对其日常生活、学习和工作的影响,患者能否面对现实、适应角色转变,有无人格改变、反应迟钝、记忆力及计算力下降或丧失等精神症状。

3.社会支持系统

了解家庭的组成、经济状况、文化教育背景;家属对患者的关心、支持以及对患者所患疾病的认识程度;了解患者的工作单位或医疗保险机构所能承担的帮助和支持情况;患者出院后的继续就医条件,居住地的社区保健资源或继续康复治疗的可能性。评估患者居住的环境舒适程度及其安全性;评估患者的决策能力,决定患者是否需要代理人;评估服药情况和护理评测需求,是否需要制订临终护理计划;确认患者的主要照料者,并对照料者的心理和生理健康也予以评价。

(四)辅助检查结果的评估

(1)常规检查:一般无特殊。

(2)头颅 CT:脑部有无脑萎缩表现。

(3)功能性脑影像、基因检测、生化检测有无异常。

(五)常用药物治疗效果的评估

1.应用抗胆碱能药物评估

(1)用药剂量、时间、方法的评估与记录。

(2)不良反应的评估:观察并询问患者有无头晕、视力模糊、口干、便秘、尿潴留、情绪不安、抽搐症状。

(3)精神症状的评估:有无出现幻觉等。

2.应用金刚烷胺药物评估

(1)用药剂量、时间、方法的评估与记录。

(2)不良反应的评估:有无神志模糊、下肢网状青斑、踝部水肿。

(3)精神症状的评估:有无出现幻觉等。

3.应用左旋多巴制剂评估

(1)用药剂量、时间、方法的评估与记录。

(2)有无"开关现象"、异动症及"剂末现象"。

(3)有无胃肠道症状:初期可出现胃肠不适,表现为恶心、呕吐等。

三、主要护理诊断

(一)躯体活动障碍

与黑质病变、锥体外系功能障碍所致震颤、肌强直、体位不稳、随意运动异常有关。

(二)长期自尊低下

与震颤、流涎、面肌强直等身体形象改变和言语障碍、生活依赖他人有关。

(三)知识缺乏

缺乏本病相关知识与药物治疗知识。

(四)营养失调

低于机体需要量:与吞咽困难、饮食减少和肌强直、震颤所致机体消耗量增加等有关。

(五)便秘

与消化功能障碍或活动量减少等有关。

(六)语言沟通障碍

与咽喉部、面部肌肉强直及运动减少、减慢有关。

(七)无能性家庭应对

与疾病进行性加重,患者长期需要照顾,经济或人力困难有关。

(八)潜在并发症

外伤、压疮、感染。

四、护理措施

(一)生活护理

加强巡视,主动了解患者的需要,既要指导和鼓励患者自我护理,做自己力所能及的事情,又要协助患者洗漱、进食、淋浴、料理大小便和做好安全防护,增进患者的舒适,预防并发症。

(二)运动护理

告知患者运动锻炼的目的在于防止和推迟关节强直与肢体挛缩;与患者和家属共同制订切实可行的具体锻炼计划。

1.疾病早期

应指导患者维持和增加业余爱好,鼓励患者尽量参加有益的社交活动,坚持适当运动锻炼,注意保持身体和各关节的活动强度与最大活动范围。

2.疾病中期

告诉患者知难而退或简单的家人包办只会加速其功能衰退。平时注意做力所能及的家务,尽量做到自己的事情自己做。起步困难和步行时突然僵住不能动时,应思想放松,尽量跨大步伐;向前走时脚要抬高,双臂要摆动,目视前方,不要目视地面;转弯时,不要碎步移动,否则易失去平衡;护士或家人在协助患者行走时,不要强行拉着走;当患者感到脚粘在地上时,可告诉患者先向后退一步,再往前走,这样会比直接向前容易得多。

3.疾病晚期

应帮助患者采取舒适体位,被动活动关节,按摩四肢肌肉,注意动作轻柔,勿造成患者疼痛和骨折。

(三)安全护理

(1)对于上肢震颤未能控制、日常生活动作笨拙的患者,应谨防烧伤、烫伤等。为端碗持筷困难者准备带有大把手的餐具,选用不易打碎的不锈钢饭碗、水杯和汤勺,避免使用玻璃和陶瓷制品等。

(2)对有幻觉、错觉、欣快、抑郁、精神错乱、意识模糊或智能障碍的患者应特别强调专人陪护。护士应该认真检查患者是否按时服药,有无错服或误服,药物应代为保管,每次送服到口;严格交接班制度,禁止患者自行使用锐利器械和危险品;智能障碍患者应安置在有严密监控区域,避免自伤、坠床、坠楼、走失、伤人等意外发生。

(四)心理护理

护士应细心观察患者的心理反应,鼓励患者表达并注意倾听他们的心理感受,与患者讨论身体健康状况改变所造成的影响、不利于应对的因素,及时给予正确的信息和引导,使其能够接受和适应自己目前的状态并能设法改善。鼓励患者尽量维持过去的兴趣与爱好,多与他人交往;指导家属关心体贴患者,为患者创造好的亲情氛围,减轻他们的心理压力。告诉患者本病病程长、进展缓慢、治疗周期长,而疗效的好坏常与患者精神情绪有关,鼓励他们保持良好心态。

(五)用药指导

告知患者本病需要长期或终身服药治疗,让患者了解常用的药物种类、用法、服药注意事项、疗效及不良反应的观察和处理。告诉患者长期服药过程中可能会突然出现某些症状加重或疗效减退,让患者了解用药过程可能出现的"开关现象""剂末现象"以及应对方法。

(六)饮食指导

告知患者及家属导致营养低下的原因、饮食治疗的原则与目的,指导合理选择饮食和正确进食。给予高热量、高维生素、高纤维素、低盐、低脂、适量优质蛋白的易消化食物,并根据病情变化及时调整和补充各种营养素,戒烟、戒酒。

(七)健康教育

(1)对于被迫退休或失去工作的患者,应指导或协助其培养新的爱好。

(2)教会家属协助患者计划每天的益智活动及参与社会交往。

(3)就诊指标:症状加重或者出现精神症状及时就诊。

五、护理效果评价

(1)患者能够接受和适应目前的状态并能设法改善。

(2)患者积极参与康复锻炼,尽量能够坚持自我护理。

(3)患者坚持按时服药,无错服、误服及漏服。

(4)患者未发生跌倒或跌倒次数减少。

(5)患者及家属合理选择饮食和正确进食;进食水时不发生呛咳。

(6)患者大便能维持正常。

(7)患者及家属的焦虑症状减轻。

第六节 癫 痫

一、概述

(一)疾病概念和特点

癫痫是由不同病因导致脑部神经元高度同步化异常放电所引起的,以短暂性中枢神经系统功能失常为特征的慢性脑部疾病,是发作性意识丧失的常见原因。因异常放电神经元的位置和异常放电波及的范围不同,患者可表现为感觉、运动、意识、精神、行为、自主神经功能障碍。每次发作或每种发作的过程称为痫性发作。

癫痫是一种常见病,流行病学调查显示其发病率为 5‰ ～ 7‰,全国有 650 万～910 万患者。癫痫可见于各个年龄组,青少年时期和老年时期是癫痫发病的两个高峰年龄段。

(二)相关病理生理

癫痫的病理改变呈现多样化,我们通常将癫痫病理改变分为两类,即引起癫痫发作的病理改变和癫痫发作引起的病理改变,这对于明确癫痫的致病机制以及寻求外科手术治疗具有十分重要的意义。

海马硬化肉眼可见海马萎缩、坚硬,组织学表现为双侧海马硬化病变多呈现不对称性,往往发病一侧有明显的海马硬化表现,而另一侧海马仅有轻度的神经元脱失。镜下典型表现是神经元脱失和胶质细胞增生,且神经元的脱失在癫痫易损区更为明显。

(三)发病机制

神经系统具有复杂的调节兴奋和抑制的机制,通过反馈活动,使任何一组神经元的放电频率不会过高,也不会无限制地影响其他部位,以维持神经细胞膜电位的稳定。无论是何种原因引起的癫痫,其电生理改变是一致的,即发作时大脑神经元出现异常的、过度的同步性放电。其原因为兴奋过程的过盛、抑制过程的衰减和(或)神经膜本身的变化。脑内最重要的兴奋性递质为谷氨酸和天门冬氨酸,其作用是使钠离子和钙离子进入神经元,发作前,病灶中这两种递质显著增加。不同类型癫痫的发作机制可能与异常放电的传播有关:异常放电被局限于某一脑区,表现为局灶性发作;异常放电波及双侧脑部,则出现全面性癫痫;异常放电在边缘系统扩散,引起复杂部分性发作,异常放电传至丘脑神经元被抑制,则出现失神发作。

(四)病因与诱因

癫痫病根据其发病原因的不同通常分原发性(也称特发性)癫痫、继发性(也称症状性)癫痫以及隐源性癫痫。

原发性癫痫病指病因不清楚的癫痫,目前临床上倾向于由基因突变和某些先天因素所致的癫痫,有明显遗传倾向。继发性癫痫病是由多种脑部器质性病变或代谢障碍所致,这种癫痫病比较常见。

影响癫痫诱因评估如下。

1.年龄

特发性癫痫与年龄密切相关。婴儿痉挛症在1岁内起病,6~7岁为儿童失神发作的发病高峰期,肌阵挛发作在青春期前后起病。

2.遗传因素

在特发性和症状性癫痫的近亲中,癫痫的患病率分别为1‰~6‰和1.5‰,高于普通人群。

3.睡眠

癫痫发作与睡眠-觉醒周期关系密切,全面强直-阵挛发作常发生于晨醒后,婴儿痉挛症多于醒后和睡前发作。

4.环境因素

睡眠不足、疲劳、饥饿、便秘、饮酒、情绪激动等均可诱发癫痫发作,内分泌失调、电解质紊乱和代谢异常均可影响神经元放电阈值而导致癫痫发作。

(五)临床表现

癫痫的临床发作有两个主要特征。

1.共性

所有癫痫发作都有的共同特征,包括发作性、短暂性、重复性、刻板性。

2.个性

不同类型癫痫所具有的特征,如全身强直-阵挛性发作的特征是意识丧失、全身强直性收缩后有阵挛的序列活动;失神发作的特征是突然发生、迅速终止的意识丧失;自动症的特征是伴有意识障碍的,看似有目的,实际无目的的行动,发作后遗忘是自动症的重要特征。

评估癫痫的临床表现时,需了解癫痫整个发作过程如发作方式、发病频率、发作持续时间,包括当时环境、发作时姿态、面色、声音,有无阵挛性抽搐和吐沫,有无自主神经症状、自动症或行为、精神失常及发作持续时间等。

癫痫每次发作及每种发作的短暂过程称为痫性发作。依据发作时的临床表现和脑电图特征可将痫性发作分为不同临床类型(表 2-5)。

表 2-5　国际抗癫痫联盟(ILAE)癫痫发作分类

1.部分性发作	2.全面性发作	3.不能分类的发作
单纯部分性:无意识障碍	失神发作	
复杂部分性:有意识障碍	强直性发作	
部分性继发全身发作	阵挛性发作	
部分性发作起始发展为全面性发作	强直阵挛性发作	
	肌阵挛发作	
	失张力发作	

(六)癫痫发作分类

1.部分性发作

部分性发作包括单纯部分性发作、复杂部分性发作、部分性继发全身性发作3 类。

(1)单纯部分性发作:除具有癫痫的共性外,发作时意识始终存在,发作后能复述发作的生动细节是单纯部分性发作的主要特征。①运动性发作:身体某一局部发生不自主抽动,多见于一侧眼睑、口角、手指或足趾,也可波及一侧面部肢体。②感觉性发作:一侧肢体麻木感和针刺感,多发生于口角、手指、足趾等部位,特殊感觉性发作可表现为视觉性(闪光、黑朦)、听觉性、嗅觉性和味觉性发作。③自主神经性发作:全身潮红、多汗、呕吐、腹痛、面色苍白、瞳孔散大等。④精神性发作:各种类型的记忆障碍(似曾相识、强迫思维)、情感障碍(无名恐惧、忧郁、愤怒等)、错觉(视物变形、声音变强或变弱)、复杂幻觉等。

(2)复杂部分性发作:占成人癫痫发作的50%以上,有意识障碍,发作时对外界刺激无反应,以精神症状及自动症为特征,病灶多在颞叶,故又称颞叶癫痫。①自动症:指在癫痫发作过程中或发作后意识模糊状态下出现的具有一定协调性和适应性的无意识活动。自动症均在意识障碍的基础上发生,表现为反复咀嚼、舔唇,或反复搓手、不断穿衣、解衣扣,也可表现为游走、奔跑、乘车上船,还可以出现自言自语、唱歌,或机械重复原来的动作。②仅有意识障碍。③先有单纯部分性发作,继之出现意识障碍。④先有单纯部分性发作,后出现自动症。

(3)部分性继发全身性发作:先出现部分性发作,随之出现全身性发作。

2.全面性发作

最初的症状学和脑电图提示发作起源于双侧脑部者,这种类型的发作多在发作初期就有意识丧失。

(1)强直-阵挛发作:意识丧失和全身抽搐为特征,表现全身骨骼肌持续性收缩,四肢强烈伸直,眼球上翻,呼吸暂停,喉部痉挛,发出叫声,牙关紧闭,意识丧失。持续10~20秒后出现细微的震颤,继而出现连续、短促、猛烈的全身屈曲性痉挛,阵挛的频率达到高峰后逐渐减慢至停止,一般持续30秒左右。阵挛停止后有5~8秒的肌肉弛缓期,呼吸先恢复,心率、血压、瞳孔等逐渐恢复正常,可发现大小便失禁,5~10分钟意识才完全恢复。

(2)强直性发作:表现为与强直-阵挛性发作中强直期的表现,常伴有明显的自主神经症状,如面色苍白等。

(3)阵挛性发作:类似全身强直-阵挛性发作中阵挛期的表现。

(4)失神发作:儿童期起病,青春期前停止发作。发作时患者意识短暂丧失,停止正在进行的活动,呼之不应,两眼凝视不动,可伴咀嚼、吞咽等简单的不自主动作,或伴失张力如手中持物坠落等。发作过程持续5~10秒,清醒后无明显不适,继续原来的活动,对发作无记忆。每天发作数次至数百次不等。

(5)肌阵挛发作:系头、颈、躯干和四肢突然短暂单次或反复肌肉抽动,累及一侧或两侧肢体的某一肌肉的一部分或整块肌肉,甚至肌群。发作常不伴有意识障碍,睡眠初醒或入睡过程易犯,还可呈成串发作。累及全身时常突然倒地或从椅子中弹出。

(6)失张力发作:部分或全身肌肉张力突然降低导致垂颈、张口、肢体下垂和跌倒。持续数秒至1分钟。

(六)辅助检查

脑电图、脑电地形图、动态脑电图监测:可见明确病理波、棘波、尖波、棘-慢波或尖-慢波。如为继发性癫痫应进一步行头颅 CT、MRI、MRA、DSA、PET 等检查评估,可发现相应的病灶。

脑电生理检查是诊断癫痫的首选检查,脑电图(EEG)检查是将脑细胞微弱的电活动放大 10^6 倍而记录下来,癫痫波常为高波幅的尖波、棘波、尖慢波或棘慢综合波。

应用视频脑电图系统可进行较长时间的脑电图记录和患者的临床状态记录,使医师能直接观察到脑电图上棘波发放的情况及患者临床发作的情况,可记录到多次睡眠 EEG,尤其是在浅睡状态下发现异常波较清醒状态可提高 80%,为癫痫的诊断、致痫灶的定位及癫痫的分型提供可靠的依据。

影像学检查是癫痫定位诊断的最佳手段。CT 和 MRI 检查可以了解脑组织形态结构的变化,进而做出病变部位和性质的诊断。

(七)治疗原则

(1)药物治疗为主,达到控制发作或最大限度地减少发作次数;没有或只有轻微的不良反应;尽可能不影响患者的生活质量。

(2)病因治疗:有明确病因者首先进行病因治疗,如手术切除颅内肿瘤,药物治疗寄生虫感染,纠正低血糖、低血钙等。

(3)发作时治疗:立即让患者就地平卧;保持呼吸道通畅,吸氧;防止外伤及其他并发症;应用地西泮或苯妥英钠预防再次发生。

(4)发作间歇期治疗:服用抗癫痫药物。

二、护理评估

(一)一般评估

1.生命体征

癫痫发作时心率增快,血压升高。由于患者意识障碍、牙关紧闭、呼吸道分泌物增多等因素影响,很可能导致呼吸减慢甚至暂停,引起缺氧。

2.患者主诉

(1)诱因:发病前有无疲劳、饥饿、便秘、经期、饮酒、感情冲动、一过性代谢紊乱和变态反应等因素影响;过去是否患者什么重要疾病,如颅脑外伤、脑炎、脑膜炎、心脏疾病;家族成员是否有癫痫患者或与之相关疾病者。

(2)发作症状:发作时有无意识障碍、时间和地点的定向障碍、记忆丧失,身体或局部的不自主抽动程度及持续时间。

(3)发病形式:发作的频率、持续时间及复发的时间,症状的部位、范围、性质、严重程度等。

(4)既往检查、治疗经过及效果,是否有遵医嘱治疗。目前情况包括使用药物的名称、剂量、用法和有无不良反应。

3.相关记录

患者年龄、性别、体重、体位、饮食、睡眠、皮肤、液体出入量、NIHSS 评分、GCS 评分、Norton 评分、吞咽功能障碍评定、癫痫发作评估表等记录结果。

(二)身体评估

1.头颈部

患者意识是否清楚,是否存在感觉异常和幻觉现象。眼睑是否抬起,眼球是否上窜或向一侧偏转,两侧瞳孔是否散大、瞳孔对光反射是否消失;角膜反射是否正常。面部表情是否淡漠、颜色是否发绀,有无面肌抽动。有无牙关紧闭,口舌咬伤,吞咽困难、饮水呛咳,有无声音嘶哑或其他语言障碍。咽反射是否存在或消失。

2.胸部

肺部听诊是否异常,防止舌后缀或口鼻分泌物阻塞呼吸道。

3.腹部

患者有无腹胀,有无大小便失禁,并观察大小便的颜色、量和性质,听诊肠鸣音有无减弱。

4.四肢

四肢有无震颤、抽搐、肌阵挛等不自主运动或瘫痪,四肢有无外伤等。四肢肌力及肌张力,痛刺激有无反应。抽搐后肢体有无脱白。

(三)心理-社会评估

癫痫是一种慢性疾病,且顽固性癫痫长期反复发作,严重影响患者日常工作学习,降低生活质量。加之担心癫痫随时可能发作,患者不但忍受着躯体的痛苦,还要受着家庭的歧视、社会的偏见,而这一切深深地影响患者的身心健康。患者有时会感到恐惧、焦虑、紧张、情绪不稳等,因此对癫痫患者要进行社会心理评估,进行思想上的疏导,使其生活在一个良好的生活环境里,从而保持愉快的心情、良好的情绪以积极的态度面对疾病。

目前,癫痫患者社会心理评估主要包括语言能力测试、记忆能力测试、智力水平测试,以及生活质量评估。

(四)用药评估

癫痫患者用药评估包含以下几个方面:用药依从性(包括漏服情况和按时用药情况)、对药品知识的知晓程度、患者用药的合理性(包括平均用药品种数和按等间隔用药情况)、癫痫症状的控制情况,以治疗前 3 个月内患者的各种发作类型、发作频度记录为基线,与治疗后 6 个月的发作频度进行比较,以发作频度减少 50％为有效标准,以患者用药的安全性(包括出现药品不良反应和血药浓度监测)情况、患者的复诊率以及对用药教育的满意度为目的。

三、主要护理诊断

(一)有窒息的危险

与癫痫发作时意识丧失、喉痉挛、口腔和气道分泌物增多有关。

(二)有受伤的危险

与癫痫发作时意识突然丧失、判断力失常有关。

(三)知识缺乏

缺乏长期、正确服药的知识。

(四)气体交换受损

与癫痫持续状态、喉头痉挛所致呼吸困难或肺部感染有关。

(五)潜在并发症

脑水肿、酸中毒、水及电解质紊乱。

四、护理措施

(一)保持呼吸道通畅

置患者于头低侧卧位或平卧位头偏向一侧;松开领带和衣扣,解开腰带;及时清除口腔和鼻腔分泌物;立即放置压舌板,必要时用舌钳将舌拖出,防止舌后坠阻塞呼吸道;癫痫持续状态者插胃管鼻饲,防止误吸,必要时备好床旁吸引器和气管切开包。

(二)病情观察

密切观察生命体征及意识、瞳孔变化,注意发作过程中有无心率增快、血压升高、呼吸减慢或暂停、瞳孔散大、牙关紧闭、大小便失禁等;观察并记录发作的类型、发作频率与发作持续时间;观察发作停止后患者意识完全恢复的时间,有无头痛、疲乏及行为异常。

(三)发作期安全护理

告知患者有前驱症状时立即平卧;活动状态时发作,陪伴者应立即将患者缓慢置于平卧位,防止外伤,切忌用力按压患者抽搐肢体,以防骨折和脱臼;将压舌板或筷子、纱布、手绢、小布卷等置于患者口腔一侧上下臼齿之间,防止舌、口唇和颊部咬伤;用棉垫或软垫对跌倒时易擦伤的关节加以保护;癫痫持续状态、极度躁动或发作停止后意识恢复过程中有短时躁动的患者,应由专人守护,加保护性床栏,必要时用约束带适当约束。遵医嘱立即缓慢静脉注射地西泮,快速静脉滴注甘露醇,注意观察用药效果和有无出现呼吸抑制,肾脏损害等不良反应。

(四)发作间期安全护理

给患者创造安全、安静的休息环境,保持室内光线柔和,无刺激;床两侧均安装带床栏套的床栏;床旁桌上不放置热水瓶、玻璃杯等危险物品。对于有癫痫发作病史并有外伤病史的患者,在病室内显著位置放置"谨防跌倒,小心舌咬伤"的警示牌,随时提醒患者、家属及医护人员做好防止发生意外的准备。

(五)心理护理

对癫痫患者心理问题疏导应从其原因入手,建立良好的沟通技巧,通过鼓励、疏导的方式解除其精神负担,进行情感交流,提高自尊和自信,以积极配合治疗。同时消除患者家属的偏见和歧视,使患者得到家庭的支持,以提高治疗效果。

(六)健康教育

1.服药指导

讲解按医嘱规范用药的重要意义,特别强调按期限、按时间、按用量服药对病情控制的重要性,擅自停、换药物和私自减量对机体的危害,强化患者或家属重视疾病及服药,积极配合治疗,如有漏服,一般在下一次服药时补上。定期检测血药浓度,并调整药物剂量。

2.生活指导

对患者和家属进行癫痫知识的宣教,如疾病的病因、发病机制、症状、治疗等,宣教中与患者建立良好的护患关系,进行全程健康教育、个体化教育。癫痫患者生活中要注意生活规律、注意休息、保持充足的睡眠、适当运动、增强机体抵抗力,避免剧烈运动,尽量避免疲劳和减少参加一些带电磁辐射的娱乐活动。不宜从事高空作业、水上作业、驾驶等带有危险性的工作。饮食宜清淡,不吃辛辣刺激性食物和兴奋性食品如可乐、浓茶等,戒烟、酒,保持大便通畅。告知患者外出时随身携带写有姓名、年龄、所患疾病、住址、家人联系方式的信息卡。在病情未得到良好控制时,室外活动或外出就诊时应有家属陪伴,并佩戴安全帽。特发性癫痫且有家族史的女患者,婚后不宜生育;双方均有癫痫,或一方有癫痫,另一方有家族史者不宜结婚。

3.就诊指标

患者出现意识障碍,精神障碍,某一局部如眼睑、口唇、面部甚至四肢肌肉不自主抽动,口吐白沫等症状时应立即就诊;服药期间应定期复查血常规、肝功能并监测血药浓度,监控药物疗效及不良反应,以便调整用药。

五、护理效果评估

(1)患者呼吸道通畅,无窒息发生。

(2)患者无跌倒、无损伤发生。

(3)患者癫痫控制良好,且无药物不良反应发生。

第三章　肾内科护理

第一节　尿　路　感　染

一、概述

(一)疾病概念和特点

尿路感染(urinary tract infection,UTI)简称尿感,是各种病原微生物感染而引起的尿路急、慢性炎症。多见于育龄女性、老年人、尿路畸形者及免疫功能低下者。根据感染发生的部位,可分为上尿路感染和下尿路感染。上尿路感染主要是肾盂肾炎,下尿路感染主要是膀胱炎。

(二)相关病理生理

正常情况下,尿道口周围有少量细菌寄居,一般不会引起感染。尿路通畅时尿液能冲走绝大部分细菌;尿路黏膜可分泌杀菌物质 IgA、IgG;尿液含高浓度尿素和有机酸,pH 低,不利于细菌生长;男性排尿时前列腺液有杀菌作用。当尿道黏膜有损伤、机体抵抗力下降或入侵细菌毒力大、致病力强时,细菌可侵入尿道并沿尿路上行至膀胱、输尿管或肾脏而发生尿路感染。

(三)病因与易感因素

1.基本病因

主要为细菌感染,以革兰氏阴性杆菌为主,其中大肠埃希菌占 70% 以上,其次为副大肠埃希菌、变形杆菌、克雷伯杆菌等。致病菌常为一种,极少数为两种细菌以上混合感染。细菌的吸附能力是重要的致病力。

2.易感因素

(1)尿路梗阻:任何妨碍尿液自由流出的因素,如:结石或前列腺增生、狭窄、肿瘤等均可导致尿液积聚,细菌不易被冲洗清除,而在局部大量繁殖引起感染。

(2)膀胱输尿管反流:输尿管壁内段及膀胱开口处的黏膜形成阻止尿液从膀胱输尿管口反流至输尿管的屏障,当其功能或结构异常时可使尿液从膀胱逆流到输尿管,甚至肾盂,导致细菌在局部定植,发生感染。

(3)机体免疫力低下:如长期使用免疫抑制剂、有糖尿病史、长期卧床、有严重的慢性病史等。

(4)妊娠:2%～8%妊娠妇女可发生尿路感染,与孕期输尿管蠕动功能减弱、暂时性膀胱输尿管活瓣关闭不全及妊娠后期子宫增大致尿液引流不畅有关。

(5)性别和性活动:女性尿道较短(约 4 cm)而宽,距离肛门较近,开口于阴唇下方,是女性容易发生尿路感染的重要因素。性生活时可将尿道口周围的细菌挤压入膀胱引起尿路感染。

(6)医源性因素:导尿或留置导尿管、膀胱镜和输尿管镜检查、逆行性尿路造影等可致尿路黏膜损伤,将细菌带入尿路,易引发尿路感染。据文献报道,即使严格消毒,单次导尿后,尿感的发生率为1%～2%,留置导尿管1天者感染率约50%,超过3天者,感染发生率可达90%以上。

(四)临床表现

1.急性膀胱炎

急性膀胱炎主要为膀胱刺激征的表现:患者出现尿频、尿急、尿痛、下腹部不适等膀胱刺激征,常有白细胞尿,约30%有血尿,偶见肉眼血尿。

2.急性肾盂肾炎

急性肾盂肾炎起病较急,常出现寒战、高热、头痛、乏力、肌肉酸痛、食欲减退、恶心、呕吐等全身症状及尿频、尿急、尿痛、下腹部不适、血尿、脓尿、腰痛、肾区压痛或叩痛、输尿管点压痛等泌尿系统表现。并发症有肾乳头坏死和肾周脓肿。

3.无症状性菌尿

无症状性菌尿表现为患者有真性菌尿而无尿感的症状。

(五)辅助检查

1.血常规

急性期白细胞计数和中性粒细胞比例升高。

2.尿常规

尿液外观浑浊,尿沉渣镜检可见大量白细胞、脓细胞,白细胞管型有助于肾盂肾炎的诊断。

3.尿细菌学检查

可见真性菌尿。

4.影像学检查

可了解尿路情况,及时发现有无尿路结石、梗阻、反流、畸形等导致尿路感染反复发作的因素。对于反复发作的尿路感染应行静脉肾盂造影(IVP)。

(六)主要治疗原则

去除易感因素,合理使用抗生素,在未有药物敏感试验结果时,应选用对革兰氏阴性杆菌有效的抗生素,获得尿培养结果后,根据药敏试验选择药物。

(七)药物治疗

1.应用抗生素

抗生素可抑制或杀灭细菌,控制感染,改善尿路刺激症状。治疗常用的有复方磺胺甲噁唑口服;或氟喹酮类(氧氟沙星)每次 0.2 g,3 次/天;或头孢类(头孢噻肟钠)等,症状明显者应静脉用药。

2.应用碱性药物

碱性药物可以碱化尿液,增强抗生素的疗效,减轻尿路刺激的症状。常用的有碳酸氢钠口服,每次 1.0 g,3 次/天。

3.其他对症治疗

解热镇痛药,可降低体温缓解疼痛,增加患者舒适。常用萘普生 0.125 mg,口服,或阿尼利定 2 mL 肌内注射。

二、护理评估

(一)一般评估

1.生命体征

感染严重时患者体温一般会升高;脉搏、呼吸会偏快;血压正常或偏低。

2.患者主诉

有无尿频、尿急、尿痛、腰痛等症状。

3.相关记录

尿量、尿液性状、饮食、皮肤等记录结果。

(二)身体评估

1.视诊

面部表情,是否为急性、痛苦面容。

2.触诊

腹部、膀胱区有无触痛压痛。

3.叩诊

肾区、输尿管行程有无压痛、叩击痛。

(三)心理-社会评估

患者在疾病治疗过程中的心理反应与需求,家庭及社会支持情况,引导患者正确配合疾病的治疗与护理。

(四)辅助检查结果评估

1.尿常规

尿中白细胞计数有无减少,有无出现白细胞管型。

2.尿细菌学检查

真性菌尿有助于疾病的诊断,清洁中段尿细菌定量培养每毫升菌落数$\geq$ 10^5,则为真性菌尿;如每毫升菌落计数$<10^4$为污染。膀胱穿刺尿定性培养有细菌生长也提示真性菌尿。

(五)尿路感染治疗常用药效果的评估

(1)抗生素一般用药 72 小时可显效,若无效则应根据药物敏感试验更改药物,必要时联合用药。

(2)口服磺胺类药物要注意有无磺胺结晶形成。

(3)服用解热镇痛药后体温的变化,注意防止体温过低或出汗过多引起虚脱。

三、主要护理诊断

(一)排尿障碍

与尿感所致的尿路刺激征有关。

(二)体温过高

与急性肾盂肾炎有关。

(三)焦虑

与病程长、病情反复发作有关。

(四)潜在并发症

肾乳头坏死、肾周脓肿等。

(五)知识缺乏

缺乏预防尿路感染的知识。

四、护理措施

(一)适当休息

为患者提供安静、舒适环境,增加休息与睡眠时间。肾区疼痛明显时应卧床休息,嘱患者少站立或弯腰,必要时遵医嘱给予止痛剂。高热患者应卧床休息,体温超过 39 ℃时可采用冰敷、乙醇擦浴等措施进行物理降温,必要时药物降温。

(二)合理饮食

给予高蛋白、高维生素和易消化的清淡饮食,鼓励患者多饮水,每天饮水量不少于 2 000 mL,增加尿量,以冲洗膀胱、尿道,促进细菌和炎性分泌物排出,减轻尿路刺激症状。

(三)用药护理

1.合理用药

遵医嘱合理选用抗生素,注意观察疗效及药物不良反应。停服抗生素 7 天后,需进行尿细菌定量培养,如结果阴性表示急性细菌性膀胱炎已治愈;如仍有真性细菌尿,应继续给予 2 周抗生素治疗。

2.磺胺类药物

口服可引起恶心、呕吐、厌食等胃肠道反应,经肾脏排泄时易析出结晶,还可引起粒细胞减少等,服用时应多饮水并口服碳酸氢钠碱化尿液以减少磺胺结晶的形成和减轻尿路刺激征。

(四)心理护理

应向患者解释本病的特点及规律,说明紧张情绪不利于尿路刺激征的缓解,指导患者放松心态、转移注意力,消除紧张情绪及恐惧心理,积极配合治疗。

(五)健康教育

(1)个人卫生:指导患者保持良好的生活习惯,学会正确清洁外阴的方法,保持外阴清洁干燥,穿宽松合体的衣服,尽量不穿紧身内衣。

(2)多喝水、勤排尿、勿憋尿。

(3)按时、按量、按疗程坚持用药,勿随意停药,并定期随访,一旦出现尿路感染的症状,尽快诊治。

五、护理效果评估

(1)患者尿路刺激征是否减轻或消失。

(2)患者体温是否恢复正常。

(3)患者情绪是否稳定,能否积极配合治疗。

第二节　急性肾小球肾炎

一、概述

(一)疾病概念和特点

急性肾小球肾炎(acute glomerulonephritis,AGN)简称急性肾炎,是一组起病急,以血尿、蛋白尿、水肿和高血压为特征的肾脏疾病,可伴有一过性肾损害。本病多见于链球菌感染后。

(二)相关病理生理

急性肾小球肾炎常发生于β溶血链球菌引起的上呼吸道感染或皮肤感染后,链球菌的细胞壁成分或某些分泌蛋白刺激机体产生抗体,形成循环免疫复合物沉积于肾小球,或原位免疫复合物种植于肾小球而最终发生免疫反应引起双肾脏弥漫性炎症。病理类型为毛细血管内增生性肾炎,呈弥漫性病变,以肾小球系膜细胞及内皮细胞为主,但肾小球病变不明显。

(三)病因与诱因

链球菌感染为主要病因,其他细菌、病毒和寄生虫的感染也可为致病因素。

(四)临床表现

急性肾炎发病前常有前驱感染,潜伏期为1~3周,起病急,病情轻重不一,预后大多较好。下面为典型的临床表现。

1.尿液改变

尿量减少,出现蛋白尿、血尿。

2.水肿

水肿为首发症状,见于80%以上的患者,多表现为晨起眼睑水肿,可伴双下肢水肿,重者可出现全身水肿、腹水和胸腔积液。

3.高血压

80%的患者出现一过性的轻、中度高血压,可随尿量增加,水钠潴留减轻而恢复正常。

4.肾功能异常

部分患者因尿量减少可出现一过性轻度氮质血症,随尿量增加可恢复正常,极少数患者可出现急性肾衰。

5.并发症

心力衰竭、高血压脑病、急性肾衰竭。

(五)辅助检查

1.尿液检查

几乎所有患者均有镜下血尿,尿蛋白多为(+)~(++)。

2.抗链球菌溶血素"O"抗体(ASO)测定

ASO滴度可见升高。

3.血清补体测定

可检测总补体及补体C3的动态变化。

4.肾功能检查

可有一过性尿素氮升高。

(六)主要治疗原则

以对症治疗、卧床休息为主,积极控制感染和预防并发症,急性肾衰竭者予短期透析。

(七)药物治疗

1.利尿剂的应用

利尿剂可增加尿钠排出,减少体内水钠潴留,减轻水肿。常用噻嗪类利尿剂和保钾利尿剂合用,氢氯噻嗪25 mg,3次/天,氨苯蝶啶50 mg,3次/天,两者合用可提高利尿效果,并减少低钾血症的发生;袢利尿剂常用呋塞米,20~120 mg/d,口服或静脉注射。

2.无肾毒性抗生素

如青霉素、第三代头孢菌素。

3.降压药

首选对肾脏保护作用的降压药,常用血管紧张素转换酶抑制剂(ACEI)(如卡托普利、贝那普利)和血管紧张素Ⅱ受体阻滞剂(ARB)(如氯沙坦),两药降压的同时,还可减轻肾小球高滤过、高灌注、高压力的状态。

二、护理评估

(一)一般评估

1.生命体征

感染未控制时可有发热;水钠潴留致血容量增加可有血压升高及心率、呼吸加快。

2.患者主诉

发病前有无上呼吸道感染或皮肤感染;有无尿量减少、肉眼血尿;水肿发生的部位,有无腹胀等。

3.相关记录

身高、体重、饮食、睡眠及排便情况等。

(二)身体评估

1.视诊

皮肤是否完好,有无感染病灶;水肿的部位及程度等。

2.触诊

(1)测量腹围:观察有无腹水征象。

(2)观察颜面及全身水肿情况:根据每天水肿的部位记录情况与患者尿量情况做动态的综合分析,判断水肿是否减轻,治疗是否有效。

3.叩诊

腹部有无移动性浊音、有无胸腔积液,心界有无扩大。

4.听诊

两肺有无湿啰音和哮鸣音。

(三)心理-社会评估

了解患者对疾病的认识程度,有无因疾病而导致的焦虑、恐惧等不良情绪。评估患者家庭及社会的支持情况。

(四)辅助检查结果评估

1.ASO测定

ASO滴度高低与链球菌感染有关,滴度明显升高说明近期有链球菌感染,但早期用青霉素后,滴度可不高。

2.补体测定

血清补体的动态变化是急性链球菌感染后急性肾炎的重要特征,发病初期补体 C3 明显下降,8 周内逐渐恢复正常。

(五)主要用药的评估

(1)利尿剂治疗时,尤其是注意有无电解质紊乱,有无出现嗜睡、精神萎靡、呕吐、厌食、心音低钝、肌张力低或惊厥等症状。

(2)抗生素应用注意有无肾毒性。

三、主要护理诊断

(一)体液过多

与肾小球滤过率下降导致水钠潴留有关。

(二)有皮肤完整性受损的危险

与皮肤水肿有关。

四、护理措施

(一)休息与活动

急性期要绝对卧床休息,待血压恢复正常、水肿消退、肉眼血尿消失后方可逐步增加活动量。

(二)病情观察

观察水肿的部位、特点、程度及消长情况,定期测量胸围、腹围、体重的变化,有利于治疗效果评估及判断有无胸腔积液、腹水的出现等,或作为调整输入量和速度、饮水量及利尿剂用量的依据。记录 24 小时液体出入量,监测尿量变化,监测生命体征,尤其是血压。观察有无心力衰竭、高血压脑病的表现,密切监测实验室检查结果。

(三)饮食护理

急性期的患者严格限制钠的摄入减轻水肿和心脏负荷。每天食盐量 1～2 g,水肿消退、血压下降、病情好转后可逐渐恢复正常饮食。有氮质血症时限制蛋白入量,给予足量的热量和维生素。尿量减少时注意控制水和钾的摄入。

(四)皮肤护理

保持皮肤清洁,防止皮肤破溃与感染。勿用力过大清洁皮肤,避免擦伤皮肤。重度水肿者避免肌内注射,应采取静脉途径保证药物准确及时输入。静脉穿刺时严格消毒皮肤,穿刺点在各层组织不在同一部位。定期观察水肿部位和皮肤情况,注意有无破溃、发红现象,及时处理异常情况。

(五)预防感染

保持环境清洁,定期空调消毒,定时开门窗通风换气,保持室内温度和湿度合适。尽量减少病区探访人次,限制上呼吸道感染者探访。病区的地板、桌子要用消毒水清洁。

(六)用药护理

注意观察利尿剂的疗效和不良反应。

(七)心理护理

多关心体贴患者,及时解答患者及家属的各种疑问,指导其保持乐观心态及稳定的情绪。

(八)健康教育

1.预防上呼吸道感染

解释本病与感染的关系,加强个人卫生、注意保暖,预防呼吸道等各种感染。

2.休息和活动

患病期间加强休息,病情稳定后可从事轻体力活动,痊愈后可参加体育活动,增强体质,1～2年内应避免重体力活动和劳累。

3.自我监测

指导患者自我监测血压,观察尿量、血尿、蛋白尿等,定时随访。

4.急需就诊的指标

诉患者如果出现下列任何一种情况,请速到医院就诊。

(1)尿量减少、血尿。

(2)面部、下肢水肿。

(3)感冒、发热。

五、护理效果评估

(1)患者肉眼血尿消失,血压回复都正常,浮肿减轻或消退。

(2)患者有效预防高血压脑病及严重循环充血,活动耐力增加。

(3)患者掌握预防本病的知识。

第三节 急进性肾小球肾炎

一、概述

(一)疾病概念和特点

急进性肾小球肾炎(rapidly progressive glomerulonephritis,RPGN)是一组病情发展急骤,由血尿、蛋白尿迅速发展为少尿或无尿直至急性肾衰竭的急性肾炎综合征。

急进性肾小球肾炎包括原发性急进性肾小球肾炎、继发于全身性疾病的急进性肾小球肾炎和在原发性肾小球基础上形成广泛新月体。

(二)相关病理生理

RPGN 的基本发病机制为免疫反应。根据免疫病理可分为 3 型。Ⅰ型为抗肾小球基底膜型;Ⅱ型为免疫复合物型;Ⅲ型为非免疫复合物型。

本病病理类型为新月体型肾小球肾炎(毛细血管外增生性肾炎),50%的肾小囊腔内有大量的新月体形成,新月体组织学改变:细胞性→细胞纤维性→纤维性,最后导致肾小球硬化。

(三)病因与诱因

在有原发性肾小球疾病基础上,发病前上呼吸道感染、受凉及劳累、免疫力低下。

(四)临床表现

本病起病较急、发病前可有上呼吸道感染。临床表现似急性肾炎,可有尿量减少、血尿、蛋白尿、水肿和高血压,但病情进展快,可迅速出现少尿或无尿,肾功能损害进展急速,在数周或半年内发展为尿毒症,伴中度贫血。

(五)辅助检查

1.肾功能检查
血肌酐、尿素氮进行性升高,内生肌酐清除率进行性下降。

2.肾活组织检查
有利于确诊,可帮助判断病程、预后等。

(六)主要治疗原则

尽快明确病因及免疫病理诊断,早期实施治疗。急性期控制病情进展;维持期巩固治疗;对症治疗缓解症状(包括利尿、降压、抗感染和纠正水、电解质、酸碱平衡紊乱等);替代治疗(急性期或慢性肾衰竭期的治疗)。

(七)药物治疗

1.糖皮质激素联合细胞毒药物

可通过抗炎和免疫抑制达到缓解病情的目的,主要用于Ⅱ型、Ⅲ型急进型肾小球肾炎。常甲泼尼龙与环磷酰胺联合应用。

2.对症治疗

应用利尿剂、降压药、抗生素、碱剂等。

二、护理评估

护理评估同急性肾炎,但要注意了解起病的时间及病情发展的速度。在用药的评估方面,要注意了解糖皮质激素及细胞毒药物的用药方法是否正确,有无发生不良反应等。

三、主要护理诊断

(一)潜在并发症

急性肾衰竭。

(二)体液过多

与肾小球滤过率下降、大剂量激素治疗导致水钠潴留有关。

(三)有感染的危险

与激素、细胞毒药物的作用,大量蛋白尿、血浆置换致机体抵抗力下降有关。

四、护理措施

(一)休息

急性期要绝对卧床休息,时间较急性肾小球肾炎更长,避免劳累。

(二)病情观察

(1)监测患者的神志、生命体征,特别是心律、心率的变化。

(2)记录 24 小时尿量,定期检测尿常规、肾功能,注意水肿的消长情况。

(3)注意电解质的变化,尤其是血钾的浓度,观察有无高钾血症的表现。

(4)密切观察是否出现各种感染的征象,如体温升高、咳嗽、咳痰、白细胞计数增高等,应予及时处理。

(三)预防和控制感染

严格执行各项无菌技术操作;定时消毒病室环境;控制探视人员;注意个人卫生,避免受凉、感冒。

(四)水肿皮肤护理

同急性肾小球肾炎。

(五)用药护理

(1)使用激素者应注意激素应饭后口服,以减少对胃黏膜的刺激;长期用药者要补充维生素 D 和钙剂,预防骨质疏松;大量冲击治疗时,应对患者实行保护性隔离,防止感染;告知患者不能擅自减量或停药,以免引起反跳现象。

(2)细胞毒类药物环磷酰胺使用时,嘱患者多饮水,以促进药物从尿中排出,并观察其不良反应,有无恶心、呕吐及血尿。

(3)利尿剂治疗时尤其注意有无电解质紊乱,有无出现嗜睡、精神萎靡、呕吐、厌食、心音低钝、肌张力低或惊厥等症状。

(六)心理护理

多关心体贴患者,尽可能减少负性情绪对疾病控制与康复的影响。

(七)健康教育

1.疾病预防指导

告知患者本病发病常与呼吸道感染有关,应加强个人卫生、注意保暖等预防各种感染。

2.休息和活动

患病期间加强休息,病情稳定后可从事轻体力活动,痊愈后可参加体育活动,增强体质,1~2 年内应避免重体力活动和劳累。

3.用药指导

告知严格遵守诊疗计划的重要性,指导患者对激素和细胞毒药物不良反应的观察,不可擅自更改用药和停止治疗,避免使用肾毒性药物。

4.自我监测

指导患者如何监测病情变化,告知病情好转后仍需较长时间的随访。

五、护理效果评估

(1)患者尿量增加,水肿减轻或消退,血压恢复正常。

（2）患者有效预防急性肾衰竭的发生,活动耐力增加。

（3）患者掌握预防本病的知识。

第四节　慢性肾小球肾炎

一、概述

（一）疾病概念和特点

慢性肾小球肾炎(chronic glomerulonephritis,CGN)简称慢性肾炎,是一组以血尿、蛋白尿、高血压和水肿为基本临床表现的肾小球疾病。其临床特点为病情迁延,病变缓慢进展,可伴不同程度的肾功能减退,最终将发展为慢性肾衰竭。

（二）相关病理生理

慢性肾炎可由多种病理类型引起,常见类型有系膜增生性肾炎、系膜毛细血管性肾炎、局灶性节段性肾小球硬化性、膜性肾病等。病变发展到后期,以上不同类型病理变化均可转化为不同程度的肾小球硬化,相应肾单位的肾小管萎缩、肾间质纤维化,肾脏体积缩小、皮质变薄。

（三）病因与诱因

病因尚不明确,多由各种原发性肾小球疾病发展而成,仅少数由急性肾炎发展所致。起始因素多为免疫介导的炎症。

感染、劳累、妊娠、应用肾毒性药物、预防接种以及高蛋白、高磷、高脂饮食可引起肾损害,加快病情进展。

（四）临床表现

以青中年男性多见,多数起病隐匿,临床表现差异较大。蛋白尿和血尿出现较早且多较轻;早期水肿可有可无,多为眼睑或下肢的轻、中度水肿,晚期可持续存在;90%以上患者有不同程度的高血压;随着病情的发展逐渐出现夜尿增加,肾功能减退,最后发展为慢性肾衰竭而出现相应的临床表现。

（五）辅助检查

1.实验室检查

尿常规可检测是否出现尿异常(蛋白尿、血尿、管型尿)等;血常规可帮助对贫血及其程度的判断;肾功能检查可了解氮质血症、内生肌酐清除率的情况,有助于对肾功能损害程度的判断。

2.B超检查

晚期双肾脏缩小,皮质变薄。

(六)主要治疗原则

防止或延缓肾功能减退,改善或缓解临床症状及防治严重并发症。

(七)药物治疗

一般不宜用激素及细胞毒药物。

1.降压药

应选择对肾脏有保护作用的降压药,首选血管紧张素转换酶抑制剂(ACEI)(如卡托普利、贝那普利)和血管紧张素Ⅱ受体阻滞剂(ARB)(如氯沙坦),两药在降压的同时,还可减轻肾小球高滤过、高灌注、高压力的状态。

2.血小板解聚药

常用双嘧达莫 300～400 mg/d,或小剂量阿司匹林 50～300 mg/d,口服。

3.利尿剂

噻嗪类常用氢氯噻嗪 25 mg,每天 3 次;保钾利尿剂常用氨苯蝶啶 50 mg,每天 3 次;袢利尿药有呋塞米,20～120 mg/d,口服或静脉注射。

二、护理评估

(一)一般评估

1.生命体征

大部分患者可有不同程度的高血压。

2.患者主诉

有无尿量减少、泡沫尿、血尿;水肿的发生时间、部位、特点、程度、消长情况;血压是否升高,有无头晕、头痛;有无气促、胸闷、腹胀等表现;有无发热、咳嗽、皮肤感染、尿路刺激征等。

3.相关记录

身高、体重、饮食、睡眠及排便情况等。

(二)身体评估

1.视诊

面部颜色(贫血);有无水肿(肾炎性水肿多从颜面部开始,肾病性水肿多从下肢开始);皮肤黏膜有无破损;腹部有无膨隆或蛙状腹。

2.触诊

(1)测量腹围:观察有无腹水征象。

(2)颜面、下肢水肿的情况:根据每天水肿的部位记录情况与患者尿量情况做动态的综合分析,判断水肿是否减轻,治疗是否有效。

3.叩诊

肾区有无叩击痛;腹部有无移动性杂音;肺下界移动范围有无变小;心界有无扩大。

4.听诊

两肺有无湿啰音和哮鸣音。

(三)心理-社会评估

了解患者的心理反应状况及社会支持情况,如医疗费用来源是否充足、家庭成员的关心程度等。

(四)辅助检查结果评估

1.尿液检查

有无血尿、蛋白尿,各种管型尿。

2.血液检查

注意有无红细胞和血红蛋白的异常;Scr、BUN升高和Ccr下降的程度。

3.B超

双侧肾脏是否为对称性缩小、皮质变薄。

4.肾活组织检查

可根据肾小球病变的病理类型,了解治疗效果及预后。

(五)主要用药的评估

1.利尿剂

尤其注意有无电解质紊乱,有无出现嗜睡、精神萎靡、呕吐、厌食、心音低钝、肌张力低或惊厥等症状。

2.降压药

理想的血压控制水平视蛋白尿程度而定,尿蛋白>1 g/d者,血压最好控制在16.7/10.0 kPa(125/75 mmHg)以下;尿蛋白<1 g/d者,最好控制在17.3/10.7 kPa(130/80 mmHg)以下。

3.血小板解聚药

注意有无皮肤黏膜出血、血尿等出血征象。

三、主要护理诊断

(一)体液过多

与肾小球滤过率下降、水钠潴留、低蛋白血症有关。

(二)营养失调

营养低于机体需要量与摄入量减少及肠道吸收减少有关。

(三)知识缺乏

缺乏本病防治知识。

四、护理措施

(一)休息与活动

注意多卧床休息,待血压稳定、水肿消退后增加活动量,以次日不觉疲劳为度。

(二)饮食护理

给予优质低蛋白、低磷、高热量的食物,每天蛋白质入量控制在 $0.6\sim0.8$ g/kg,其中 60% 以上为动物蛋白质;少尿者应限制水的摄入,每天入量约为前一天 24 小时的尿量加上 500 mL;有明显水肿、高血压者给予低盐饮食。

(三)用药护理

严格按医嘱用药,并注意观察常用药的毒副反应,发现问题及时处理,控制输液总量及速度等。

(四)皮肤护理

同急性肾小球肾炎。

(五)健康教育

1.活动与休息指导

制订个体化的活动计划,注意休息,避免过度劳累。适当活动,增强抵抗力,预防各种感染。

2.饮食指导

给患者解释优质低蛋白、低磷、低盐、高热量饮食的重要性,指导患者根据病情选择合适的食物和量。

3.用药指导

按医嘱用药,避免使用肾毒性药物。

4.病情监测

指导患者或家属学会自我监测血压及观察水肿程度和尿液的变化,定时复诊。

5.就诊的指标

告诉患者如果出现下列任何一种情况,请速到医院就诊。

(1)恶心、呕吐;头痛、头晕。

(2)面部、腹部、下肢肿胀。

(3)血尿、大量泡沫尿。

五、护理效果评估

(1)患者血压控制在良好状态。

(2)患者水肿减轻或消退。

(3)患者皮肤无损伤或感染。

(4)患者认识到饮食治疗的重要性,遵守饮食计划。

第五节 肾 盂 肾 炎

肾盂肾炎是由细菌(极少数为真菌、原虫、病毒)直接侵袭所引起的上尿路感染。本病多见于女性,男女之比约为 1∶10,尤其已婚育龄女性、女婴、老年妇女患病率高。临床上分急性肾盂肾炎和慢性肾盂肾炎,慢性肾盂肾炎后期可出现肾功能减退的表现。

一、疾病特点

(一)病因

非复杂性尿路感染 80% 有大肠埃希杆菌引起,10%～15% 由葡萄球菌和克雷伯杆菌引起,仅有 2%～5% 是由变性杆菌所致。而复杂性尿路感染的细菌谱则要广得多,大肠埃希杆菌仍为主要致病菌,但是许多其他的革兰氏阴性细菌如变性杆菌、沙雷菌属、克雷伯杆菌及铜绿假单胞菌属等,均可导致复杂性尿路感染。糖尿病和免疫力低下时易伴发尿路真菌感染。

急性肾盂肾炎可单侧或双侧肾受累,表现为局限或广泛的肾盂肾盏黏膜充血、水肿,表面有脓性分泌物,黏膜下可有细小脓肿,大小不一、尖端指向肾乳头、基底伸向肾皮质的楔形炎症病灶。病灶内可有不同程度的肾小管上皮细胞肿胀、坏死、脱落,肾小管腔内有脓性分泌物。肾间质水肿,内有白细胞浸润和小脓肿形成。炎症剧烈时可有广泛性出血,较大的炎症病变愈合后局部形成瘢痕。

(二)症状及体征

1.急性肾盂肾炎

(1)全身症状:发热、寒战、头痛、全身酸痛、恶心、呕吐等,体温多在38.0 ℃以上,多为弛张热。

(2)泌尿系统症状:尿频、尿急、尿痛、排尿困难、下腹部疼痛、腰痛等。腰疼程度不一,多为钝痛或酸疼。

2.慢性肾盂肾炎

临床表现复杂,全身及泌尿系统局部表现均可不典型。一半以上患者可有急性肾盂肾炎病史,后出现不同程度的低热、间歇性尿频、排尿不适、腰部酸痛及肾小管功能受损表现,如夜尿增多、低比重尿等。病情持续发展为慢性肾衰竭。急性发作时患者症状明显,类似急性肾盂肾炎。

二、治疗原则

(一)一般治疗

急性期多卧床休息,多饮水,勤排尿。发热者给予易消化、高热量、富含维生素的食物。

(二)抗感染治疗

选用对致病菌敏感的抗生素。抗生素在尿及肾内的浓度较高,应选择肾毒性小、不良反应相对较少的抗生素。单一用药治疗失败、严重感染、混合感染、耐药菌株出现时应联合用药。对不同类型的尿路感染给予不同的治疗时间。

(三)碱化尿液

膀胱刺激征和血尿明显者,可口服碳酸氢钠片1 g,3 次/天,以碱化尿液、缓解症状、抑制细菌生长、避免形成血凝块,对磺胺类抗生素还可增强药物的抗菌活性,并避免尿路结晶的形成。

三、护理

肾盂肾炎经住院治疗后,病情得到控制,但出院回家后仍需服用药物维持后续治疗。另外培养良好的生活习惯是防止疾病复发的重要手段。而连续护理是为患者提供一个延伸式的健康教育形式,护士的健康教育从医院延伸到家庭,为肾盂肾炎患者提供疾病康复知识、指导用药、培养良好的遵医行为。

(一)综合护理评估

1.健康状况评估

正常情况下,尿道外周有少量的细菌存在,这些细菌来自粪便的污染,但不致病,当机体免疫力低下或尿道黏膜损伤时,细菌大量繁殖,黏附在尿道黏膜,并沿尿道上行,侵袭膀胱和肾脏造成上行感染,造成肾盂肾炎。此外,还有血行感染,由体内感染病灶中细菌侵入血流后,随血行到达肾脏引起炎症。少数可见淋巴道感染,当盆腔器官炎症、阑尾炎和结肠炎时,细菌经淋巴管引起感染。

2.疾病相关评估

(1)主要症状评估:急性肾盂肾炎起病急骤,有寒战、高热、头痛、全身不适、疲乏无力、食欲减退、恶心、呕吐等全身症状,并伴有尿频、尿急、尿痛等尿路刺激症状,还可有下腹痛或肾区不适、肾区压痛、叩击痛等、腹部上中输尿管点和耻骨上膀胱区压痛。慢性肾盂肾炎,临床表现多不典型而复杂多样化,间歇急性发作类似于急性肾盂肾炎,体征不明显,后期可出现高血压及水肿等。

(2)评估患者对疾病的认知:评估患者知识水平和学习能力,评估患者对肾盂肾炎的了解程度,如发病特点、发病原因、生活习惯、临床表现和体征、治疗方法、药物过敏史等,特别要评估患者对用药原则和药物不良反应了解情况。根据评估结果,遵循满足患者需要和循序渐进的原则,制订因人施教的健康教育计划。

3.心理社会评估

由于起病急,排尿困难,或病情迁延不愈及羞于描述病情,患者可出现烦躁、紧张、焦虑情绪。可应用症状自评量表 SCL-90 评估患者心理。

(二)连续护理实施

肾盂肾炎是一种临床上较为常见的泌尿系统疾病,女性是好发人群,尤其是老年女性,患病容易反复,往往需要长时间的治疗,患者住院期间一般不能全部治愈,仍需要患者回家继续服药治疗,加强生活护理。因为患者及家属为非专业人员,对治疗及护理易产生误区,影响治疗效果,甚至引起疾病反复,迁延不愈。

而连续护理的实施保障了医疗服务的连贯性、规范性和科学性,巩固了患者自我护理的能力和健康行为,对提高肾盂肾炎患者生活质量、降低治疗费用具有重要意义。

1.入院时

患者从社区的疾病预防及健康观察,转到医院的治疗阶段。对患者进行护理查体,分析、判断并正确做出护理诊断或提出护理问题提供依据。

(1)治疗相关方面:对社区建立健康档案的患者,护士要全面了解患者的既往健康信息。对肾盂肾炎患者采用慢性肾病患者连续护理认知问卷,对其身体、心理及社会状况进行评估。协助患者完成必需的检查项目:血常规、尿常规、大便常规、血生化等检查。告知患者检查注意事项。

(2)护理相关方面:①立即安排患者住院治疗,保持环境清洁、安静、光线柔和,维持病室适合的温湿度,使患者可以充分休息。②在无禁忌的情况下鼓励患者多饮水,每天饮水量在 2 000~3 000 mL,同时摄取清淡、易消化、营养丰富的饮食。③发热时患者出汗增多,出汗后要及时更换衣物和床单。内衣裤应为吸汗且透气性好的棉质材料,应宽松、干净。做好会阴部的护理。④养成良好的卫生习惯,用温开水清洗外阴,避免长期用高锰酸钾或其他消毒液清洗。排便后最好冲洗外阴或擦拭。⑤女性在月经期或妊娠期更应注意多饮水、勤排尿,禁忌憋尿。已婚女性注意房事清洁,事后排尿以冲洗尿道。

(3)社会心理方面:责任护士在与患者接触和进行语言交流中,取得患者信任,鼓励患者表达内心感受,向患者解释病因及预后,减轻患者紧张、焦虑等不良心理反应。可应用症状自评量表 SCL-90 准确评估患者存在的心理问题,以及问题的轻重,采取自我调节或请专业心理治疗师干预治疗的措施。

2.住院时

(1)治疗相关方面:对肾盂肾炎的患者,要根据患者本人的实际情况,诸如性别、年龄以及是否患有糖尿病、是否妊娠等,把握其不同的临床特点,采取不同的治疗措施。积极选用敏感抗生素抗感染,碱化尿液,保护肾功能,加强生活习惯的管理。

(2)护理相关方面:①饮食指导。病情较轻者,进食清淡、高营养、高维生素的饮食。重症患者应给予流质或半流质饮食,指导患者尽量多摄入水分,每天 2 000 mL 以上,使尿量增加达到冲洗膀胱、尿道,促进细菌和炎症分泌物排出,减少尿路刺激症状的作用。②用药指导。尿路感染使用抗生素治疗一般根据中段尿培养和药敏结果用药,而中段尿培养应在未使用抗生素治疗或停用抗生素使用 7 天后进行,中段尿培养应连续留取 3 天,阳性结果可能性较大。使用抗生素治疗疗程为 7～14 天,用药过程中应复查尿常规白细胞计数的减少情况,必要时复查中段尿培养。注意观察药物的疗效及药物不良反应,如磺胺类药物口服可引起恶心、呕吐、厌食等胃肠道反应,经肾脏排泄时易析出结晶,还可引起粒细胞减少等。喹诺酮类药物可引起轻度的消化道反应、皮肤瘙痒等。发现不良反应时,应及时报告医师处理。③疾病指导。向家属和患者说明肾盂肾炎是可以预防和治愈的疾病。当患者有高热时应卧床休息,体温超过 39 ℃时进行物理降温或药物降温,碱化尿液,多饮水。对于慢性肾盂肾炎后期的患者,应注意观察有无肾功能不全的表现,并遵医嘱及时送检血生化检查标本,患者发生肾功能不全时,按肾功能不全实施相应的护理。④生活指导。保持室内适宜的温湿度,做好生活护理。各项护理操作最好能集中进行,避免过多地打扰患者,加重不适。

(3)社会心理方面:部分肾盂肾炎为难治性反复发作性尿路感染,常由患者的不规范治疗引起,因此,要做好患者的心理疏导,使其减轻对尿路感染的恐惧,积极配合治疗。可应用症状自评量表 SCL-90,及时发现患者心理状况,进行心理疏导。

3.出院前

为保证整体护理的连续性,在患者出院前给予患者正确的出院指导是护理过程中的重要部分。所以出院前应与患者及家属进行有效沟通,树立正确意识,并建立连续护理随访档案,保证患者出院后的治疗及护理的完整性及延续性。

(1)治疗相关方面:教会患者及家属常用药物的服用方面和并发症的观察,加强患者居家生活习惯的管理,让患者明白多喝水勤排尿对肾盂肾炎的治疗及预后至关重要。告知患者出院后的门诊复查时间,复查时需要携带的资料,为患者建立健康档案,医院保留患者的家庭住址及联系方式。

(2)护理相关方面:①加强身体锻炼,提高机体抵抗力,避免劳累、便秘和不必要的导尿与泌尿系统检查,积极治疗全身性疾病,如糖尿病、慢性肝病等,去除各种易感因素,减少感染机会。②保持个人卫生,尤其是会阴部及肛周皮肤清洁,便后及时清洗,如炎症与性生活有关,应在性生活后即排尿或行高锰酸钾坐浴。并做好月经期、妊娠期、产褥期的卫生。③日常生活中多饮水、勤排尿是最简单有效的预防尿路感染的措施。④遵医嘱服用抗生素治疗,定期随访,检查尿常规,当出现尿频、尿急、尿痛等症状时,应及时就诊,早期治疗。⑤避免使用肾毒性药物,如四环素类、氨基糖苷类、非类固醇类抗炎药等,用药时应在医师指导下进行,切勿滥用。⑥育龄期妇女急性期治愈后1年内避免妊娠。

(3)社会心理方面:护士在出院前对患者以诚相待,并用温和、通俗易懂的语言耐心细致地与患者交谈,安慰患者,了解患者各方面的需要以便在护理活动中尽可能地满足患者需求。

4.出院后

肾盂肾炎患者出院后护士要与其保持有效合作,通过定期电话回访,并与患者家属有效沟通,强化患者按时服药及生活护理是否到位。并及时解答患者及家属提出的问题。

(1)治疗相关方面:急性肾盂肾炎患者抗感染治疗10~14天,或用药至症状完全消失,出院后每周行尿菌检查,共2~3周,尿检阴性后,第6周再复查1次,若为阴性为临床治愈,若尿菌为阳性,应再应用抗生素治疗1个疗程。慢性肾盂肾炎疗程应适当延长,一般需用药2~3周,疗程长达6~12个月,方能有效防止再复发。期间需每月复查尿检,如有不适,随时就诊。

(2)护理相关方面:①注意个人清洁卫生,尤其会阴部及肛周皮肤的清洁,特别是女性月经期、产褥期及婴儿尿布卫生等。不穿紧身衣裤,保持居室空气清新,不到人群集中的场所,避免受凉、感冒、劳累和剧烈活动。②避免引起肾盂肾炎复发的各种诱因,注意劳逸结合,坚持体育锻炼,增强机体抵抗力。③鼓励患者进食高热量、高维生素、适量优质蛋白质和低脂肪低盐的食物。④多饮水、勤排尿是最简单而有效的预防尿路感染的措施。定期门诊随访,了解尿液检查的内容、方法和注意事项。

(3)社会心理方面:告知患者情绪与症状的关系,教会患者自我放松的方法,以减轻患者的紧张、焦虑等不良心理反应;对于慢性患者焦虑严重者,可适当应用抗焦虑药物或进行心理咨询,采取倾听或暗示疗法减轻患者的焦虑。鼓励患者家属和朋友给予患者关心和支持。患者还可以通过听音乐、看电视、聊天等方式减轻焦虑症状。可应用症状自评量表SCL-90,及时发现患者心理状况,进行心理疏导。

(三)院外延伸护理

肾盂肾炎患者接受治疗,出院后仍需要较长时间应用抗生素。患者知道并能做到多饮水、勤排尿,避免辛辣刺激性食物,如有发热及泌尿系统感染症状时及时就诊。要定期门诊复查尿常规。

1.疾病知识指导

指导患者及家属了解本病的发病原因、主要危险因素和危害、肾盂肾炎常见症状、体征,帮助其掌握本病服药方法、并发症的观察与自我护理方法,帮助分析和消除不利于疾病康复的因素,落实康复计划。

2.生活指导

指导患者注意个人清洁卫生,勤换内衣内裤,勤洗澡,特别要注意在产褥期、月经期的卫生,已婚妇女注意性生活的清洁,事后及时排尿或清洗。要做到多饮水、勤排尿,注意休息,加强体育锻炼。

3.疾病恢复情况

急性肾盂肾炎患者抗感染治疗10～14天,出院后每周行尿常规检查,尿检阴性后,第6周再复查1次,若为阴性为临床治愈,若尿菌为阳性,应再使用抗生素治疗1个疗程。慢性肾盂肾炎疗程适当延长,一般需用药2～3周,疗程长达6～12个月,方能有效防止再复发。期间需每月复查尿常规。

4.避免诱发

指导患者尽量多饮水、勤排尿,注意个人清洁卫生,劳逸结合,增强体质。

第四章

普外科护理

第一节 甲状腺功能亢进症

一、概述

(一)疾病概念和特点

甲状腺功能亢进症简称甲亢,是由各种原因导致甲状腺素分泌过多而引起的以全身代谢亢进为主要特征的内分泌疾病。根据发病原因可分为以下几种。①原发性甲亢:最常见,腺体呈弥漫性肿大,两侧对称,常伴有突眼,又称为"突眼性甲状腺肿"。患者年龄多在20~40岁,男女之比约为1∶4。②继发性甲亢:较少见,患者先有结节性甲状腺肿多年,以后才出现甲状腺功能亢进症状。腺体肿大呈结节状,两侧多不对称,无突眼,容易发生心肌损害,患者年龄多在40岁以上。③高功能腺瘤:少见,腺体内有单个自主性高功能结节,其周围的甲状腺组织萎缩。

(二)相关病理生理

甲亢的病理学改变为甲状腺腺体内血管增多、扩张,淋巴细胞浸润。其滤泡壁细胞多呈高柱状并发生增生,形成突入滤泡腔内的乳头状体,滤泡腔内的胶体含量减少。

(三)病因与诱因

原发性甲亢的病因迄今尚未完全阐明。目前多数认为原发性甲亢是一种自身免疫性疾病,患者血中有两类刺激甲状腺的自身抗体:一类抗体的作用与促甲状腺素(TSH)相似,能刺激甲状腺功能活动,但作用时间较 TSH 持久,称为"长效甲状腺激素";另一类为"甲状腺刺激免疫球蛋白"。两类物质均属 G 类免疫球蛋白,都能抑制 TSH,且与 TSH 受体结合,从而增强甲状腺细胞的功能,分泌大量甲状腺激素,即 T_3 和 T_4。

(四)临床表现

典型的表现有高代谢群、甲状腺肿及眼征三大主要症状。

1.甲状腺激素分泌过多症候群

(1)患者性情急躁、容易激动、失眠、双手颤动、怕热、多汗。

(2)食欲亢进但消瘦、体重减轻。

(3)心悸、脉快有力,脉率常在 100 次/分以上,休息及睡眠时仍快,脉压增大。

(4)可出现内分泌功能紊乱,如月经失调、停经、易疲劳等。其中脉率增快及脉压增大尤为重要,常可作为判断病情严重程度和治疗效果的重要标志。

2.甲状腺肿

甲状腺多呈对称性、弥漫性肿大;由于腺体内血管扩张、血流加速,触诊可扪及震颤,听诊可闻及杂音。

3.眼征

突眼是眼征中重要且较特异的体征之一,可见双侧眼裂增宽、眼球突出、内聚困难、瞬目减少等突眼征。

(五)辅助检查

1.基础代谢率测定

用基础代谢率测定器测定,较可靠。也可根据脉压和脉率计算。计算公式:基础代谢率(%)=(脉率+脉压)-111。基础代谢率正常值为±10%,增高至+20%~+30%为轻度甲亢,+30%~+60%为中度甲亢,+60%以上为重度甲亢。注意此计算方法不适用于心律不齐者。

2.甲状腺摄[131]I率测定

正常甲状腺 24 小时内摄取[131]I 的量为进入人体总量的 30%~40%,吸[131]I 高峰在 24 小时后。如果2 小时内甲状腺摄[131]I量超过进入人体总量的 25%,或在 24 小时内超过进入人体总量的 50%,且摄[131]I高峰提前出现,都提示有甲亢。

3.血清中 T_3 和 T_4 含量测定

甲亢时血清 T_3 可高于正常值 4 倍,而血清 T_4 仅为正常值的 2.5 倍,所以 T_3

的增高对甲亢的诊断较 T_4 更为敏感。

(六)治疗原则

1.非手术治疗

严格按医嘱服药治疗。

2.手术治疗

甲状腺大部切除术仍是目前治疗中度以上甲亢最常用而有效的方法。手术适应证:①继发性甲亢或高功能腺瘤;②中度以上的原发性甲亢,经内科治疗无明显疗效;③腺体较大伴有压迫症状,或胸骨后甲状腺肿伴甲亢;④抗甲状腺药物或 ^{131}I 治疗后复发者;⑤坚持长期用药有困难者。另外,甲亢可引起妊娠患者流产、早产,而妊娠又可加重甲亢;因此,凡妊娠早、中期的甲亢患者具有上述指征者,仍应考虑手术治疗。

手术禁忌证:①青少年患者;②症状较轻者;③老年患者或有严重器质性疾病不能耐受手术者。

二、护理评估

(一)一般评估

1.健康史

患者一般资料,如年龄、性别;询问患者是否曾患有结节性甲状腺肿或其他免疫系统的疾病;有无甲状腺疾病的用药或手术史并了解患者发病的过程及治疗经过;有无甲亢疾病的家族史。

2.生命体征

患者心悸、脉快有力,脉率常在 100 次/分以上,休息及睡眠时仍快,脉压增大。

3.患者主诉

睡眠状况;有无疲倦、乏力、咳嗽与心慌气短等症状。

4.相关记录

甲状腺肿大的情况;体重;饮食、皮肤、情绪等记录结果。

(二)身体评估

1.术前评估

(1)患者有无自觉乏力、多食、消瘦、怕热、多汗、急躁易怒及排便次数增多等异常改变。

（2）甲状腺多呈弥漫性肿大,可有震颤或血管杂音。

（3）伴有眼征者眼球可向前突出。

（4）病情严重变化时可出现甲亢危象。

2.术后评估

了解麻醉和手术方法、手术经过是否顺利、术中出血情况;了解术后生命体征、切口及引流情况等;观察是否出现甲状腺危象、呼吸困难和窒息、喉返神经损伤、喉上神经损伤和手足抽搐等并发症。

(三)心理-社会评估

患者主要表现为敏感、急躁易怒、焦虑,处理日常生活事件能力下降,家庭人际关系紧张。患者也可因甲亢所致突眼、甲状腺肿大等外形改变,产生自卑心理。部分老年患者可表现为抑郁、淡漠,重者可有自杀行为。

(四)辅助检查阳性结果评估

评估包括基础代谢率测定、甲状腺摄^{131}I率测定及血清中 T_3 和 T_4 含量测定的结果,以助判断病情。

(五)治疗效果的评估

1.非手术治疗评估要点

评估患者服药治疗后的效果,如心率、基础代谢率的变化等。

2.手术治疗评估要点

监测患者生命体征、切口、引流等,观察是否出现甲状腺危象、呼吸困难和窒息、喉返神经损伤、喉上神经损伤和手足抽搐等并发症。根据病情、手术情况及术后病理检查结果,评估预后状况。

三、主要护理诊断

(一)营养失调

低于机体需要量:与基础代谢率增高有关。

(二)有受伤危险

与突眼造成眼角不能闭合、有潜在的角膜溃疡、感染而致失明的可能有关。

(三)潜在并发症

1.窒息与呼吸困难

与全麻未醒、手术刺激分泌物增多误入气管,术后出血压迫气管有关。

2.甲状腺危象

与术前准备不充分、甲亢症状未能很好控制及手术应激有关。

3.手足抽搐

与术中误切甲状旁腺,术后出现低血钙有关。

4.神经损伤

与手术操作误伤神经有关。

四、主要护理措施

(一)术前护理

1.完善各项术前检查

对甲亢或甲状腺巨大肿块患者应行颈部透视或摄片、心脏检查、喉镜检查和基础代谢率测定等,了解气管受压或移位情况及心血管、声带功能和甲亢的程度。

2.提供安静舒适的环境

保持环境安静、舒适,减少活动,避免体力消耗,尽可能限制会客,避免过多外来刺激,对精神紧张或失眠者遵医嘱给予镇静剂,保证患者充足的睡眠。

3.加强营养,满足机体代谢需要

给予高热量、高蛋白、富含维生素的食物;鼓励多饮水以补充出汗等丢失的水分。忌用对中枢神经有兴奋作用的咖啡、浓茶等刺激性饮料。每周测体重一次。

4.术前药物准备的护理

通过药物降低基础代谢率,以满足手术的必备条件,是甲亢患者术前准备的重要环节。常用的方法有以下几种。

(1)碘剂:术前准备开始即可服用,碘剂能抑制甲状腺素的释放,使腺体充血减少而缩小变硬,有利于手术。常用复方碘化钾溶液,每天3次,口服,第1天每次3滴,第2天每次4滴,以后每天逐次增加1滴至每次16滴,然后维持此剂量至手术。

(2)抗甲状腺药物:先用硫脲类药物,通过抑制甲状腺素的合成,以控制甲亢症状;待甲亢症状基本控制后,再改服碘剂1~2周,然后行手术治疗。少数患者服用碘剂2周后症状改善不明显,可同时服用硫脲类药物,待甲亢症状基本控制后,再继续单独服用碘剂1~2周后手术。

(3)普萘洛尔(心得安):为缩短术前准备时间,可单独使用或与碘剂合用,每

6 小时口服 1 次,每次 20～60 mg,连服 4～7 天脉率降至正常水平时,即可施行手术。最后一次服用应在术前 1～2 小时,术后继续口服 4～7 天。此外,术前禁用阿托品,以免引起心动过速。

术前准备成功的标准是:患者情绪稳定,睡眠好转,体重增加,脉率稳定在每分钟 90 次以下,脉压恢复正常,基础代谢率(BMR)在＋20％以下,腺体缩小、变硬。

5.突眼护理

对于原发性甲亢突眼患者要注意保护眼睛,卧床时头部垫高,减轻眼部肿胀;眼睑闭合不全者,可戴眼罩,睡眠前用抗生素眼膏涂眼,防止角膜干燥、溃疡。

6.颈部术前常规准备

术前戒烟,教会患者深呼吸、有效咳嗽及咳痰方法;对患者进行颈过伸体位训练,以适应手术时体位改变;术前 12 小时禁食,4 小时禁水。床旁备引流装置、无菌手套、拆线包及气管切开包等急救物品。

(二)术后护理

1.体位

取平卧位,血压平稳后给予半卧位。

2.饮食

麻醉清醒病情平稳后,协助患者主动饮少量温水,若无不适,鼓励其进食流质食物,但不可过热,逐步过渡为半流质食物及软食。

3.病情观察

(1)术后密切监测患者的生命体征,尤其是呼吸、脉搏的变化。

(2)观察患者有无声音嘶哑、误吸、呛咳等症状。

(3)妥善固定颈部引流管,保持引流通畅,观察并记录引流液的量、颜色及性状。

(4)保持创面敷料清洁干燥,注意渗液流向肩背部,及时通知医师并配合处理。

4.用药护理

继续服用碘剂,每天 3 次,每次 10 滴,共 1 周左右;或由每天 3 次,每次16滴开始,逐日每次减少1滴,至每次 3～5 滴为止。年轻患者术后常规口服甲状腺素,每天 30～60 mg,连服 6～12 个月,预防复发。

5.颈部活动指导

术后床上变换体位时注意保护颈部;术后第 2 天床上坐起,或弯曲颈部时,将手放于颈后支撑头部重量,并保持头颈部于舒适位置,减少因震动而引起的疼痛;手术 2～4 天后,进行点头、仰头、伸展和左右旋转等颈部活动,防止切口挛缩。逐渐增加活动范围和活动量。

(三)术后并发症的观察及护理

1.呼吸困难和窒息

多发生于术后 48 小时内,是术后最危急的并发症。表现为进行性呼吸困难、烦躁、发绀,甚至窒息;可有颈周肿胀、切口渗出鲜血等。常见原因和处理如下。①切口内血肿压迫气管:立即拆线,敞开切口,清除血肿,如呼吸仍无改善则吸氧、气管切开,再急送手术室止血。②喉头水肿:由手术创伤、气管插管引起。先用激素静脉滴注,无效者行气管切开。③痰液阻塞气道:有效吸痰。④气管塌陷:气管壁长期受肿大的甲状腺压迫,气管软化所致。行气管切开术。⑤双侧喉返神经损伤:应气管切开。

2.喉返神经损伤

大多数是由术中不慎将喉返神经切断、缝扎、钳夹或牵拉过度而致永久性或暂时性损伤;少数由血肿或瘢痕组织压迫或牵拉而致。前者在术中立即出现症状,后者在术后数小时或数天才出现症状。切断、缝扎会引起永久性损伤,钳夹、牵拉过度、血肿压迫所引起的多数为暂时性,一般经 3～6 个月理疗可恢复或好转。单侧喉返神经损伤引起声音嘶哑,可由健侧声带过度地向患侧内收而代偿。双侧喉返神经损伤导致双侧声带麻痹,可引起失声、呼吸困难,甚至窒息,应立即行气管切开。

3.喉上神经损伤

喉上神经外支损伤可使环甲肌瘫痪,引起声带松弛、声调降低;内支损伤可使喉部黏膜感觉丧失,患者进食,特别是饮水时容易发生误咽、呛咳。应协助患者取坐位进半流质饮食,一般于术后数天可恢复正常。

4.手足抽搐

术中甲状旁腺被误切、挫伤或其血液供应受累可引起甲状旁腺功能低下,血钙降低,神经肌肉的应激性提高。症状一般出现在术后 1～2 天内,轻者面部、口唇或手足部针刺感、麻木感或强直感,2～3 周后症状消失。严重者面肌和手足持续性痉挛、疼痛,频繁发作,每次持续 10～20 分钟或更长,甚至可发生喉和膈肌痉挛,引起窒息死亡。护理措施:①抽搐发作时,立即静脉注射 10%葡萄糖酸钙或 5%氯化钙 10～20 mL。②症状轻者,可口服葡萄糖酸钙或乳酸钙;症状重或长期不恢复者,加服维生素 D_3,以促进钙在肠道内的吸收。③每周测血钙和尿钙 1 次。④限制肉类、乳类和蛋类等高磷食品,多吃绿叶蔬菜、豆制品和海味等高钙低磷食物。

5.甲状腺危象

甲状腺危象是甲亢的严重并发症,病死率为 20%～30%。其发生可能与术前准备不充分、甲亢症状未能很好控制及手术应激有关。主要表现为术后 12～36 小时内高热(>39 ℃)、脉搏细速(>120 次/分)、大汗、烦躁不安、谵妄,甚至昏迷,常伴有呕吐、腹泻。若处理不及时或不当可迅速发展为昏迷、虚脱、休克,甚至死亡。甲亢患者基础代谢率降至正常范围再实施手术,是预防甲状腺危象的关键。护理措施如下。

(1)碘剂:口服复方碘化钾溶液 3～5 mL,紧急时将 10%碘化钠 5～10 mL加入 10%葡萄糖溶液 500 mL 中静脉滴注,以降低血液中甲状腺素水平。

(2)激素治疗:给予氢化可的松 200～400 mg/d,分次静脉滴注,以拮抗过量甲状腺素的反应。

(3)镇静剂:常用苯巴比妥钠 100 mg 或冬眠Ⅱ号半量,6～8 小时肌内注射一次。

(4)肾上腺素能阻滞剂:可用利血平 1～2 mg 肌内注射或胍乙啶 10～20 mg口服,还可用普萘洛尔 5 mg 加入 5%～10%葡萄糖溶液 100 mL 中静脉滴注,以降低周围组织对肾上腺素的反应。

(5)降温:物理或药物降温,使患者体温维持在 37 ℃左右。

(6)静脉滴注大量葡萄糖溶液补充能量。

(7)吸氧:以减轻组织缺氧。

(8)心力衰竭者,遵医嘱应用洋地黄类药物。

(9)保持病室安静,避免刺激。

(四)心理护理

有针对性与患者沟通,了解其心理状态,满足患者需要,消除其顾虑和恐惧心理,避免情绪激动。

(五)健康教育

(1)鼓励患者早期下床活动,但注意保护头颈部。拆线后教会患者做颈部活动,促进功能恢复,防止瘢痕挛缩;声音嘶哑者,指导患者做发音训练。讲解有关甲状腺术后并发症的临床表现和预防措施。

(2)用药指导:讲解甲亢术后继续服药的重要性并督促其执行。如将碘剂滴在饼干、面包等固体食物上同服,既能保证剂量准确,又能避免口腔黏膜损伤。

(3)出院康复指导:注意休息,保持心情愉快;加强颈部活动,防止瘢痕粘连;定期门诊复查,术后第3、6、12个月复诊,以后每年1次,共3年;若出现心悸、手足震颤、抽搐等情况及时就诊。

五、护理效果评估

(1)患者是否出现甲状腺危象,或已发生的危象能否得到及时发现和处理。

(2)患者营养需要是否得到满足。

(3)患者术后能否有效咳嗽,保持呼吸道通畅。

(4)患者术后生命体征是否平稳,是否出现各种并发症;一旦发生,能否及时发现和处理。

第二节 甲状腺肿瘤

一、概述

(一)疾病概念和特点

甲状腺肿瘤主要包括甲状腺腺瘤和甲状腺癌。甲状腺腺瘤是最常见的甲状腺良性肿瘤,多见于40岁以下的女性。按形态学可分为滤泡状和乳头状囊性腺瘤两种。滤泡状甲状腺腺瘤较常见,腺瘤有完整的包膜。甲状腺癌是最常见的甲状腺恶性肿瘤,约占全身恶性肿瘤的1%。

(二)相关病理生理

甲状腺是人体最大的内分泌腺体,位于甲状软骨下方、气管两旁,分左、右两叶,中央为峡部。甲状腺由两层被膜包裹:内层被膜叫甲状腺固有被膜,很薄,紧贴腺体并形成纤维束伸入到腺实质内;外层包绕并固定于气管和环状软骨上,可随吞咽动作上下移动。两层被膜之间有疏松的结缔组织、甲状腺动、静脉及淋巴、神经和甲状旁腺。

甲状腺的血液供应十分丰富,主要来自两侧的甲状腺上、下动脉。甲状腺上、下动脉的分支之间,及其分支与咽喉部、气管和食管动脉的分支间,都有广泛的吻合、沟通,故手术结扎两侧甲状腺上、下动脉后,残留的腺体及甲状旁腺仍有足够的血液供应。甲状腺有3条主要的静脉,即甲状腺上、中、下静脉。甲状腺上、中静脉流入颈内静脉,甲状腺下静脉流入无名静脉。甲状腺的淋巴液汇入颈深部淋巴结。支配甲状腺的神经来自迷走神经,主要有喉返神经和喉上神经。喉返神经位于甲状腺背侧的气管食管沟内,支配声带运动;喉上神经的内支(感觉支)分布于喉黏膜上,外支(运动支)支配环甲肌,使声带紧张。

甲状腺的主要功能是合成、贮存和分泌甲状腺素。甲状腺素分为三碘甲状腺原氨酸(T_3)和四碘甲状腺原氨酸(T_4)两种。甲状腺素的主要作用是参与人体的物质和能量代谢,促进蛋白质、脂肪和碳水化合物的分解,促进人体生长发育和组织分化等。甲状腺功能的调节主要依靠丘脑-垂体-甲状腺轴控制系统和甲状腺自身进行调节。

甲状腺癌除髓样癌来源于滤泡旁降钙素分泌细胞外,其他均起源于滤泡上皮细胞。按肿瘤的病理类型可分为以下几种。

1.乳头状腺癌

乳头状腺癌约占成人甲状腺癌的70%和儿童甲状腺癌的全部,30～45岁女性多见,属低度恶性,可较早出现颈部淋巴结转移,但预后较好。

2.滤泡状腺癌

滤泡状腺癌约占甲状腺癌的15%,50岁左右中年人多见,属中度恶性,可经血运转移至肺和骨,预后不如乳头状腺癌。

3.未分化癌

未分化癌占甲状腺癌的5%～10%,多见于70岁左右老年人,属高度恶性,可早期发生颈部淋巴结转移,或侵犯喉返神经、气管、食管,并常经血液转移至肺、骨等处,预后很差。

4.髓样癌

髓样癌仅占甲状腺癌的7%,常有家族史,中度恶性,较早出现淋巴结转移,也可经血行转移至肺和骨,预后不如乳头状腺癌,但较未分化癌好。

(三)病因与诱因

甲状腺肿瘤的病因与诱因尚不完全清楚,有研究表明与甲状腺的功能失调以及患者的情绪有关。

(四)临床表现

1.甲状腺腺瘤

大多数患者常在无意中或体检时发现颈部有圆形或椭圆形结节,多为单发。

质稍硬,表面光滑,边界清楚,随吞咽可上下移动。腺瘤生长缓慢,当乳头状囊性腺瘤发生囊内出血时肿瘤可迅速增大,并伴有局部胀痛。

2.甲状腺癌

腺体内出现单个、固定、表面凹凸不平、质硬的肿块是各型甲状腺癌的共同表现。随着肿物逐渐增大,肿块随吞咽上下移动度减少。晚期常压迫气管、食管或喉返神经而出现呼吸困难、吞咽困难和声音嘶哑;压迫颈交感神经节引起Horner综合征(表现为患侧上眼睑下垂、眼球内陷、瞳孔缩小、同侧头面部潮红无汗);颈丛浅支受侵时可有耳、枕、肩等部位的疼痛。髓样癌组织可产生激素样活性物质,如5-羟色胺和降钙素,患者可出现腹泻、心悸、颜面潮红和血钙降低等症状。局部转移常在颈部出现硬而固定的淋巴结,远处转移多见于扁骨(颅骨、胸骨、椎骨、骨盆)和肺。

(五)辅助检查

1.实验室检查

除常规生化和三大常规外,测定甲状腺功能和血清降钙素有助于髓样癌的诊断。

2.放射性^{131}I或^{99m}Tc扫描

甲状腺腺瘤多为温结节,若伴有囊内出血时可为冷结节或凉结节,边缘一般较清晰。甲状腺癌为冷结节,边缘一般较模糊。

3.细胞学检查

细针穿刺结节并抽吸、涂片,行病理学检查,确诊率可高达80%。

4.B超检查

B超可显示结节位置、大小、数量及与邻近组织的关系。

5.X线检查

颈部正侧位片可了解有无气管移位或狭窄、肿块钙化及上纵隔增宽等。胸部及骨骼摄片可了解有无肺及骨转移。

(六)治疗原则

1.非手术治疗

未分化癌一般采用放射治疗。

2.手术治疗

(1)因甲状腺腺瘤有20%引起甲亢和10%发生恶变的可能,故原则上应早期手术治疗,即包括腺瘤的患侧甲状腺大部或部分切除术,术中行快速冰冻切片病理检查。

（2）除未分化癌外，其他类型甲状腺癌均应行甲状腺癌根治术，手术范围包括患侧甲状腺及峡部全切除、对侧大部切除，有淋巴结转移时应行同侧颈淋巴结清扫，并辅以核素、甲状腺素和外放射等治疗。

二、护理评估

（一）一般评估

1.健康史

患者一般资料，如年龄、性别；询问患者是否曾患有结节性甲状腺肿或伴有其他免疫系统疾病；了解有无家族史及既往史等。

2.生命体征

一般体温、脉搏、血压正常。少数患者有呼吸困难。

3.患者主诉

主诉包块有无疼痛；睡眠状况；有无疲倦、乏力、咳嗽与心慌气短等症状。

4.相关记录

甲状腺肿块的大小、形状、质地、活动度；颈部淋巴结的情况；体重；饮食、皮肤等记录结果。

（二）身体评估

1.术前评估

了解甲状腺肿块的大小、形状、质地、活动度；肿块生长速度；颈部有无肿大淋巴结；患者有无呼吸困难、声音嘶哑、吞咽困难、Horner 综合征等；有无远处转移，如骨和肺的转移征象；腹泻、心悸、颜面潮红和血钙降低等症状。

2.术后评估

了解麻醉和手术方法、手术经过是否顺利、术中出血情况；了解术后生命体征、切口及引流情况等；观察是否出现呼吸困难和窒息、喉返神经损伤、喉上神经损伤和手足抽搐等并发症。

（三）心理-社会评估

（1）术前患者情绪是否稳定。

（2）是否了解甲状腺疾病的相关知识。

（3）能否掌握康复知识。

（4）了解家庭经济承受能力等。

(四)辅助检查阳性结果评估

(1)了解放射性^{131}I或^{99m}Tc扫描结果,以判断温结节和冷结节。

(2)了解生化和三大常规、甲状腺功能和血清降钙素、B超、X线、心电图、细胞学等检查结果,判断是否有影响手术效果的因素存在。

(五)治疗效果的评估

1.非手术治疗评估要点

放射治疗后是否出现并发症,如放射性皮炎、骨髓抑制引起的白细胞计数减少等。

2.手术治疗评估要点

(1)术后患者的生命体征是否平稳;切口及引流情况;有无急性呼吸困难以及喉上神经或喉返神经损伤;有无甲状旁腺损伤等。

(2)根据病情、手术情况及术后病理检查结果,评估预后状况。

三、主要护理诊断

(一)焦虑

与担心肿瘤的性质、手术及预后有关。

(二)疼痛

与手术创伤、肿块压迫或肿块囊内出血有关。

(三)清理呼吸道无效

与全麻未醒、手术刺激分泌物增多及切口疼痛有关。

(四)潜在并发症

1.窒息

与全麻未醒、手术刺激分泌物增多误入气管有关。

2.呼吸困难

与术后出血压迫气管有关。

3.手足抽搐

与术中误切甲状旁腺,术后出现低血钙有关。

4.神经损伤

与手术操作误伤神经有关。

四、主要护理措施

(一)术前护理

1.术前准备

指导、督促患者练习手术时的体位:将软枕垫于肩部,保持头低位(过仰后伸位)。术前晚给予镇静类药物,保证患者充分休息和睡眠。若患者行颈部淋巴结清扫术,术前1天剃去其耳后毛发。

2.心理护理

让患者及家属了解所患肿瘤的性质,讲解有关知识,帮助患者以平和的心态接受手术。

3.床旁准备气管切开包

甲状腺手术,尤其是行颈淋巴结清扫术者,床旁必须备气管切开包。肿块较大、长期压迫气管的患者,术后可能出现气管软化塌陷而引起窒息,或因术后出血引流不畅而淤积颈部,局部迅速肿胀,导致患者呼吸困难。这些情况都需立即配合医师行气管切开及床旁抢救,或拆除切口缝线,清除血肿。

(二)术后护理

1.体位

取平卧位,血压平稳后给予半卧位。

2.饮食

麻醉清醒病情平稳后,协助患者主动饮少量温水,若无不适,鼓励其进食流质食物,但不可过热,逐步过渡为半流质食物及软食。

3.病情观察

术后密切监测患者的生命体征,尤其是呼吸、脉搏的变化;观察患者有无声音嘶哑、误吸、呛咳等症状;妥善固定颈部引流管,保持引流通畅,观察并记录引流液的量、颜色及性状;保持创面敷料清洁干燥,注意渗液流向肩背部,及时通知医师并配合处理。

(三)术后并发症的观察及护理

1.呼吸困难和窒息

多发生于术后48小时内,是术后最危急的并发症。表现为进行性呼吸困难、烦躁、发绀,甚至窒息;可有颈周肿胀、切口渗出鲜血等。常见原因和处理如下。①切口内血肿压迫气管:立即拆线,敞开切口,清除血肿,如呼吸仍无改善则吸氧、气管切开,再急送手术室止血。②喉头水肿:由手术创伤、气管插管引起。先静脉滴注激素,无效者行气管切开。③痰液阻塞气道:有效吸痰。④气管塌陷:气管壁长期受肿大的甲状腺压迫,气管软化所致,应行气管切开术。⑤双侧喉返神经损伤:气管切开。

2.喉返神经损伤

大多数是由术中不慎将喉返神经切断、缝扎、钳夹或牵拉过度而致永久性或暂时性损伤;少数由血肿或瘢痕组织压迫或牵拉而致。前者在术中立即出现症状,后者在术后数小时或数天才出现症状。切断、缝扎会引起永久性损伤,钳夹、牵拉过度、血肿压迫所引起的多数为暂时性,一般经 3～6 个月理疗可恢复或好转。单侧喉返神经损伤引起声音嘶哑,可由健侧声带过度地向患侧内收而代偿。双侧喉返神经损伤导致双侧声带麻痹,可引起失声、呼吸困难,甚至窒息,应立即行气管切开。

3.喉上神经损伤

喉上神经外支损伤可使环甲肌瘫痪,引起声带松弛、声调降低;内支损伤可使喉部黏膜感觉丧失,患者进食,特别是饮水时容易发生误咽、呛咳。应协助患者取坐位进半流质饮食,一般于术后数天可恢复正常。

4.手足抽搐

术中甲状旁腺被误切、挫伤或其血液供应受累可引起甲状旁腺功能低下,血钙降低,神经肌肉的应激性提高。症状一般出现在术后 1～2 天内,轻者面部、口唇或手足部针刺感、麻木感或强直感,2～3 周后症状消失。严重者面肌和手足持续性痉挛、疼痛,频繁发作,每次持续 10～20 分钟或更长,甚至可发生喉和膈肌痉挛,引起窒息死亡。护理措施:①抽搐发作时,立即静脉注射 10% 葡萄糖酸钙或 5% 氯化钙 10～20 mL。②症状轻者,可口服葡萄糖酸钙或乳酸钙;症状重或长期不恢复者,加服维生素 D_3,以促进钙在肠道内的吸收。③每周测血钙和尿钙 1 次。④限制肉类、乳类和蛋类等高磷食品,多吃绿叶蔬菜、豆制品和海产品等高钙低磷的食物。

(四)健康教育

(1)指导患者头颈部活动练习,如头后仰及左右旋转运动,以促进颈部的功能恢复,防止切口瘢痕牵缩。颈淋巴结清扫术者,斜方肌可有不同程度的损伤,切口愈合后还需进行肩关节的功能锻炼,持续至出院后 3 个月。

(2)指导患者遵医嘱服用甲状腺素片等药物替代治疗,以满足机体对甲状腺素的需要,抑制促甲状腺激素的分泌,预防肿瘤复发。

（3）出院后定期复诊,学会自行检查颈部。若出现颈部肿块或淋巴结肿大等应及时就诊。

五、护理效果评估

（1）患者焦虑程度是否减轻,情绪是否稳定。

（2）患者疼痛是否得到有效控制。

（3）患者生命体征平稳,有无发生并发症;或已发生的并发症是否得到及时诊治。

（4）患者能否保持呼吸道通畅。

第三节 急性乳腺炎

一、概述

(一)疾病概念和特点

急性乳腺炎是乳腺的急性化脓性感染。多发生于产后 3～4 周的哺乳期妇女,以初产妇最常见。其主要致病菌为金黄色葡萄球菌,少数为链球菌。

(二)相关病理生理

急性乳腺炎开始时局部出现炎性肿块,数天后可形成单房性或多房性的脓肿。表浅脓肿可向外破溃或破入乳管自乳头流出;深部脓肿不仅可向外破溃,也可向深部穿至乳房与胸肌间的疏松组织中,形成乳房后脓肿。感染严重者,还可并发脓毒血症。

(三)病因与诱因

病因主要有以下几种。

1.乳汁淤积

乳汁是细菌繁殖的理想培养基,引起乳汁淤积的主要原因有:①乳头发育不良(过小或凹陷)妨碍哺乳;②乳汁过多或婴儿吸乳过少导致乳汁不能完全排空;③乳管不通(脱落上皮或衣服纤维堵塞),影响乳汁排出。

2.细菌入侵

当乳头破损时,细菌沿淋巴管入侵是感染的主要途径。细菌也可直接侵入乳管,上行至腺小叶而致感染。细菌主要来自婴儿口腔、母亲乳头或周围皮肤。多数发生于初产妇,因其缺乏哺乳经验;也可发生于断奶时,6个月以后的婴儿已经长牙,易致乳头损伤。

(四)临床表现

1.局部表现

初期患侧乳房红、肿、胀、痛,可有压痛性肿块,随病情发展症状进行性加重,数天后可形成单房性或多房性的脓肿。脓肿表浅时局部皮肤可有波动感和疼痛,脓肿向深部发展可穿至乳房与胸肌间的疏松组织中,形成乳房后脓肿和腋窝脓肿,并出现患侧腋窝淋巴结肿大、压痛。局部表现可有个体差异,应用抗生素治疗的患者,局部症状可被掩盖。

2.全身表现

感染严重者,可并发败血症,出现寒战、高热、脉快、食欲减退、全身不适、白细胞计数升高等症状。

(五)辅助检查

1.实验室检查

白细胞计数及中性粒细胞比例增多。

2.B超检查

确定有无脓肿及脓肿的大小和位置。

3.诊断性穿刺

在乳房肿块波动最明显处或压痛最明显的区域穿刺,抽出脓液可确诊脓肿已经形成。脓液应做细菌培养和药敏试验。

(六)治疗原则

主要原则为控制感染,排空乳汁。脓肿形成以前以抗感染治疗为主,脓肿形成后,需及时切开引流。

1.非手术治疗

(1)一般处理:①患乳停止哺乳,定时排空乳汁,消除乳汁淤积。②局部外敷,用25%硫酸镁湿敷,或采用中药蒲公英外敷,也可用物理疗法促进炎症吸收。

(2)全身抗感染治疗:原则为早期、足量应用抗生素。针对革兰氏阳性球菌有效的药物,如青霉素、头孢菌素等。由于抗生素可被分泌至乳汁,故避免使用对婴儿有不良影响的抗菌药物,如四环素、氨基糖苷类、磺胺类和甲硝唑等。如治疗后病情无明显改善,则应重复穿刺以了解有无脓肿形成,或根据脓液的细菌培养和药敏试验结果选用抗生素。

(3)中止乳汁分泌:患者治疗期间一般不停止哺乳,因停止哺乳不仅影响婴儿的喂养,且提供了乳汁淤积的机会。但患侧乳房应停止哺乳,并以吸乳器或手法按摩排出乳汁,局部热敷。若感染严重或脓肿引流后并发乳瘘(切口常出现乳汁)需回乳,常用方法:①口服溴隐亭 1.25 mg,每天 2 次,服用 7~14 天;或口服己烯雌酚 1~2 mg,每天 3 次,服用 2~3 天。②肌内注射苯甲酸雌二醇,每次 2 mg,每天 1 次,至乳汁分泌停止。③中药炒麦芽,每天 60 mg,分 2 次煎服或芒硝外敷。

2.手术治疗

脓肿形成后切开引流。于压痛、波动最明显处先穿刺抽吸取得脓液后,于该处切开放置引流条,脓液做细菌培养及药物敏感试验。脓肿切开引流时注意:①切口一般呈放射状,避免损伤乳管引起乳瘘;乳晕部脓肿沿乳晕边缘做弧形切口;乳房深部较大脓肿或乳房后脓肿,沿乳房下缘做弧形切口,经乳房后间隙引流。②分离多房脓肿的房间隔以利引流。③为保证引流通畅,引流条应放在脓腔最低部位,必要时另加切口做对口引流。

二、护理评估

(一)一般评估

1.生命体征

评估是否有体温升高、脉搏加快。急性乳腺炎患者通常有发热,可有低热或高热;发热时呼吸、脉搏加快。

2.患者主诉

询问患者是否为初产妇,有无乳腺炎、乳房肿块、乳头异常溢液等病史;询问有无乳头内陷;评估有无不良哺乳习惯,如婴儿含乳睡觉、乳头未每天清洁等;询问有无乳房胀痛,浑身发热、无力、寒战等症状。

3.相关记录

体温、脉搏、皮肤异常等记录结果。

(二)身体评估

1.视诊

乳房皮肤有无红、肿、破溃、流脓等异常情况;乳房皮肤红肿的开始时间、位置、范围、进展情况。

2.触诊

评估乳房乳汁淤积的位置、范围、程度及进展情况;乳房有无肿块,乳房皮下有无波动感,脓肿是否形成,脓肿形成的位置、大小。

(三)心理-社会评估

评估患者心理状况,是否担心婴儿喂养与发育、乳房功能及形态改变。

(四)辅助检查阳性结果评估

患者血常规检查示血白细胞计数及中性粒细胞比例升高,这提示有炎症的存在;根据 B 超检查的结果判断脓肿的大小及位置,诊断性穿刺后方可确诊脓肿形成;根据脓液的药物敏感试验选择抗生素。

(五)治疗效果的评估

1.非手术治疗评估要点

应用抗生素是否有效果,乳腺炎症是否得到控制,患者体温是否恢复正常;回乳措施是否起效,乳汁淤积情况有无改善,患者乳房肿胀疼痛有无减轻或加重;患者是否了解哺乳卫生和预防乳腺炎的知识,情绪是否稳定。

2.手术治疗评估要点

手术切开排脓是否彻底;伤口愈合情况是否良好。

三、主要护理诊断

(一)疼痛

与乳汁淤积、乳房急性炎症使乳房压力显著增加有关。

(二)体温过高

与乳腺急性化脓性感染有关。

(三)知识缺乏

与不了解乳房保健和正确哺乳的知识有关。

(四)潜在并发症

乳瘘。

四、主要护理措施

(一)对症处理

定时测患者体温、脉搏、呼吸、血压,监测白细胞计数及分类变化,必要时做血培养及药物敏感试验。密切观察患者伤口敷料引流、渗液情况。

1.发热

高热者,给予冰袋、乙醇擦浴等物理降温措施,必要时遵医嘱应用解热镇痛药;脓肿切开引流后,保持引流通畅,定时更换切口敷料。

2.缓解疼痛

(1)患乳暂停哺乳,定时用吸乳器吸空乳汁。若乳房肿胀过大,不能使用吸乳器,应每天坚持用手揉挤乳房以排空乳汁,防止乳汁淤积。

(2)用乳罩托起肿大的乳房以减轻疼痛。

(3)疼痛严重时遵医嘱给予止痛药。

3.炎症

炎症已经发生:①消除乳汁淤积用吸乳器吸出乳汁或用手顺乳管方向加压按摩,使乳管通畅。②局部热敷:每次 20～30 分钟,促进血液循环,利于炎症消散。

(二)饮食与运动

给予高蛋白、高维生素、低脂肪的食物,保证足量水分的摄入。注意休息,适当运动,劳逸结合。

(三)用药护理

遵医嘱早期使用抗菌药物,根据药物敏感试验选择合适的抗菌药物,注意评估患者有无药物不良反应。

(四)心理护理

观察了解患者心理状况,给予必要的疾病有关的知识宣教,抚慰其紧张急躁情绪。

(五)健康教育

1.保持乳头和乳晕清洁

每次哺乳前后清洁乳头,保持局部干燥清洁。

2.纠正乳头内陷

妊娠期每天挤捏、提拉乳头。

3.养成良好的哺乳习惯

定时哺乳,每次哺乳时让婴儿吸净乳汁,如有淤积及时用吸乳器或手法按摩排出乳汁;培养婴儿不含乳头睡觉的习惯;注意婴儿口腔卫生,及时治疗婴儿口腔炎症。

4.及时处理乳头破损

乳晕破损或皲裂时暂停哺乳,用吸乳器吸出乳汁哺乳婴儿;局部用温水清洁后涂以抗菌软膏,待愈合后再行哺乳;症状严重时及时诊治。

五、护理效果评估

(1)患者的乳汁淤积情况有无改善,是否学会正确排出淤积乳汁的方法,是否坚持每天挤出已经淤积的乳汁,回乳措施是否产生效果,乳房胀痛有无逐渐减轻。

(2)患者乳房皮肤的红肿情况有无好转,乳房皮肤有无溃烂,乳房肿块有无消失或增大。

(3)患者应用抗生素后体温有无恢复正常,炎症有无消退,炎症有无进一步发展为脓肿。

(4)患者脓肿有无及时切开引流,伤口愈合情况是否良好。

(5)患者是否了解哺乳卫生和预防乳腺炎的知识,焦虑情绪是否改善。

第四节 乳腺囊性增生病

乳腺囊性增生病是女性多发病,常见于中年妇女。它是乳腺组织的良性增生,可发生于腺管周围并伴有大小不等的囊肿形成;也可发生于腺管内,表现为不同程度的乳头状增生伴乳管囊性扩张,也有发生在小叶实质者,主要为乳管及腺泡上皮增生。

一、病因

本病的发生与内分泌失调有关。一是体内雌、孕激素比例失调,孕激素分泌减少、雌激素分泌增多导致乳腺实质增生过度和复旧不全;二是部分乳腺实质中女性雌激素受体的质与量的异常,致乳腺各部分发生不同程度的增生。

二、临床表现

(一)症状

乳房胀痛,部分患者的胀痛具有周期性。其表现为月经来潮前疼痛加重,月经结束后减轻或消失,有时整个月经周期都有疼痛。

(二)体征

一侧或双侧乳腺有弥漫性增厚,可呈局限性改变,多位于乳房外上象限,轻度触痛;乳房肿块也可分散于整个乳腺。肿块呈颗粒状、结节状或片状,大小不一,质韧而不硬,增厚区与周围乳腺组织分界不明显,与皮肤无粘连。

本病病程较长,发展缓慢。少数患者可有乳头溢液,呈黄绿色或血性,偶为无色浆液。

三、治疗原则及要点

(一)非手术治疗

非手术治疗主要是观察和药物治疗。观察期间可用中医中药调理,如口服中药逍遥散 3～9 g,每天 3 次。若肿块无明显消退,或观察过程中对局部病灶有恶变可疑者,应切除并做快速病理检查。

(二)手术治疗

病理检查证实有不典型上皮增生,则可结合其他因素决定手术范围。

四、护理评估

(一)术前评估

1.健康史

患者的月经史、孕育史、哺乳情况、饮食习惯、生活环境、既往史、家族史。

2.身体状况

(1)局部:①乳房外形,两侧乳房的形状、大小是否对称,乳头是否在同一水平,近期有无出现一侧乳头内陷的现象;乳房皮肤有无红、肿及橘皮样改变,乳头和乳晕有无糜烂;②乳房肿块,有无乳房肿块,肿块大小、质地和活动度,肿块与深部组织的关系,表面是否光滑、边界是否清楚等。

(2)全身:①有无癌症远处转移征象;②全身的营养状况以及心、肺、肝、肾等重要器官的功能状态。

(3)辅助检查:包括特殊检查及与手术耐受性有关的检查。

3.心理和社会支持状况

患者有无因手术、治疗产生的不良心理反应及家庭的支持程度。

(二)术后评估

1.术中情况

了解手术、麻醉方式、病变组织切除情况、术中出血及补液情况等。

2.术后情况

皮瓣和切口愈合情况;患侧上肢有无水肿,肢端血液循环情况等。

五、护理措施

(1)减轻疼痛。①心理护理:解释疼痛发生的原因,消除患者的思想顾虑,保持心情舒畅。②用宽松乳罩托起乳房。③按医嘱服用中药调理或其他对症治疗的药物。

(2)定期复查和自我检查乳房,以便及时发现恶性病变。

六、健康教育

(一)活动

近期避免用患侧上肢搬动、提取重物,继续行功能锻炼。

(二)避孕

术后 5 年内避免妊娠,以免乳腺癌复发。

(三)放射治疗或化学治疗

放射治疗期间应注意保护皮肤。化学治疗期间定期检查肝、肾功能;加强营养,多食高蛋白、高维生素、高热量、低脂肪的食物,以增强机体的抵抗力。

(四)乳房自我检查

20 岁以上的女性和术后患者应每月自查乳房一次,宜在月经结束后 2～3 天进行;乳腺癌患者一级亲属为高危人群,更要高度警惕。乳房自查方法如下。

(1)视诊:站在镜前以各种姿势,观察双侧乳房的大小和外形是否对称;有无局限性隆起、凹陷;有无乳头回缩或抬高。

(2)触诊:仰卧位,被查侧的手臂枕于头下,对侧手指从乳房外上象限开始检查,依次为外上、外下、内下、内上象限,然后检查乳头、乳晕,最后检查腋窝有无肿块,乳头有无溢液。

第五节　急性阑尾炎

急性阑尾炎是外科最常见的急腹症之一,多发生于青年人,男性发病率高于女性。

一、病因、病理

(一)病因

(1)阑尾管腔梗阻:是引起急性阑尾炎最常见的病因。阑尾管腔细长,开口较小,容易被食物残渣、粪石、蛔虫等阻塞而引起管腔梗阻。

(2)细菌入侵:阑尾内存有大量大肠埃希菌和厌氧菌,当阑尾管腔阻塞后,细菌繁殖并产生毒素,损伤黏膜上皮,细菌经溃疡面侵入阑尾引起感染。

(3)胃肠道疾病的影响:急性肠炎、血吸虫病等可直接蔓延至阑尾或引起阑尾管壁肌肉痉挛,使管壁血运障碍而致炎症。

(二)病理

根据急性阑尾炎发病过程的病理解剖学变化,可分为急性单纯性阑尾炎、急性化脓性阑尾炎、坏疽性及穿孔性阑尾炎、阑尾周围脓肿 4 种病理类型。

急性阑尾炎的转归取决于机体的抵抗力和治疗是否及时,可有炎症消退、炎症局限化、炎症扩散 3 种转归。

二、临床表现

(一)症状

1.腹痛

典型症状是转移性右下腹痛。因初期炎症仅限于阑尾黏膜或黏膜下层,由内脏神经反射引起上腹或脐部周围疼痛,范围较弥散。当炎症波及浆膜层和壁腹膜时,刺激了躯体神经,疼痛固定于右下腹。单纯性阑尾炎的腹痛程度较轻,化脓性及坏疽性阑尾炎的腹痛程度较重。当阑尾穿孔时,因阑尾管腔内的压力骤减,腹痛可减轻,但随着腹膜炎的出现,腹痛可继续加重。

2.胃肠道症状

早期可有轻度恶心、呕吐,部分患者可发生腹泻或便秘。盆腔阑尾炎时,炎症刺激直肠和膀胱,引起里急后重和排尿痛。

3.全身症状

早期有乏力、头痛,炎症发展时,可出现脉快、发热等,体温多在 38 ℃内。坏疽性阑尾炎时,出现寒战,体温明显升高。若发生门静脉炎,可出现寒战、高热和轻度黄疸。

(二)体征

1.右下腹固定压痛

右下腹固定压痛是急性阑尾炎最重要的体征。腹部压痛点常位于麦氏点。

2.反跳痛和腹肌紧张

反跳痛和腹肌紧张提示阑尾已化脓、坏死或即将穿孔。

三、辅助检查

(1)腰大肌试验:若为阳性,提示阑尾位于盲肠后位贴近腰大肌。

(2)结肠充气试验:若为阳性,表示阑尾已有急性炎症。

(3)闭孔内肌试验:若为阳性,提示阑尾位置靠近闭孔内肌。

(4)直肠指诊:直肠右前方有触痛者,提示盆腔位置阑尾炎。若触及痛性肿块,提示盆腔脓肿。

四、治疗原则

急性阑尾炎诊断明确后应尽早行阑尾切除术。部分急性单纯性阑尾炎,可经非手术治疗而获得痊愈;阑尾周围脓肿,先行非手术治疗,待肿块缩小局限、体温正常,3个月后再行阑尾切除术。

五、护理诊断

(1)疼痛:与阑尾炎症、手术创伤有关。

(2)体温过高:与化脓性感染有关。

(3)潜在并发症:急性腹膜炎、感染性休克、腹腔脓肿、门静脉炎。

(4)潜在术后并发症:腹腔出血、切口感染、腹腔脓肿、粘连性肠梗阻。

六、护理措施

(一)非手术治疗的护理

(1)取半卧位。

(2)饮食和输液:流质饮食或禁食,禁食期间做好静脉输液的护理。

(3)控制感染:应用抗生素。

(4)严密观察病情:观察患者的生命体征、精神状态、腹部症状和体征、白细胞计数及中性粒细胞比例的变化。

(二)术后护理

1.体位

血压平稳后取半卧位。

2.饮食

术后 1～2 天胃肠蠕动恢复、肛门排气后可进流质食物,如无不适可改半流质食物,术后3～4 天可进软质普食。

3.早期活动

轻症患者术后当天麻醉反应消失后,即可下床活动,以促进肠蠕动的恢复,防止肠粘连的发生。重症患者应在床上多翻身、活动四肢,待病情稳定后,及早下床活动。

4.并发症的观察和护理

(1)腹腔内出血:常发生在术后 24 小时内,表现为腹痛、腹胀、面色苍白、脉搏细速、血压下降等内出血表现或腹腔引流管有血性液引出。应嘱患者立即平卧,快速静脉输液、输血,并做好紧急手术止血的准备。

(2)切口感染:是术后最常见的并发症,表现为术后 2～3 天体温升高,切口胀痛、红肿、压痛等,可给予抗生素、理疗等治疗,如已化脓应拆线、引流脓液。

(3)腹腔脓肿:多见于化脓性或坏疽性阑尾炎术后,表现为术后5～7 天体温升高或下降后又升高,有腹痛、腹胀、腹部压痛、腹肌紧张或腹部包块,常发生于盆腔、膈下、肠间隙等处,可出现直肠膀胱刺激症状及全身中毒症状。

(4)粘连性肠梗阻:常为不完全性肠梗阻,以非手术治疗为主,完全性肠梗阻者应手术治疗。

(5)粪瘘:少见,一般经非手术治疗后粪瘘可自行闭合。

七、特殊类型阑尾炎

(一)小儿急性阑尾炎

小儿大网膜发育不全,难以包裹发炎的阑尾。其临床特点:①病情发展快且重,早期出现高热、呕吐等症状。②右下腹体征不明显。③小儿阑尾管壁薄,极易发生穿孔,并发症多和死亡率较高。处理原则:及早手术。

(二)妊娠期急性阑尾炎

妊娠期急性阑尾炎较常见,发病多在妊娠前 6 个月。临床特点:①妊娠期盲肠和阑尾被增大的子宫推压上移,压痛点也随之上移。②腹膜刺激征不明显。③大网膜不易包裹炎症的阑尾,炎症易扩散。④炎症刺激子宫收缩,易引起流产或早产,威胁母子安全。处理原则:及早手术。

(三)老年人急性阑尾炎

老年人对疼痛反应迟钝,防御功能减退,其临床特点为:①主诉不强烈,体征不典型,易延误诊断和治疗。②阑尾动脉多硬化,易致阑尾缺血坏死或穿孔。③常伴有心血管病、糖尿病等,使病情复杂严重。处理原则:及早手术。

第六节　急性胰腺炎

一、病因

(一)梗阻因素

梗阻是最常见原因。常见于胆总管结石、胆管蛔虫症、Oddi 括约肌水肿和痉挛等引起的胆管梗阻,以及胰管结石、肿瘤导致的胰管梗阻。

(二)乙醇中毒

乙醇引起 Oddi 括约肌痉挛,使胰管引流不畅、压力升高。同时乙醇刺激胃酸分泌,胃酸又刺激促胰液素和缩胆囊素分泌增多,促使胰腺外分泌增加。

(三)暴饮暴食

进食高蛋白、高脂肪的食物,过量饮酒可刺激胰腺大量分泌,引起胃肠道功能紊乱,或因剧烈呕吐导致十二指肠内压骤增,十二指肠液反流,共同通道受阻。

(四)感染因素

腮腺炎病毒、肝炎病毒、伤寒沙门菌等经血流、淋巴进入胰腺所致。

(五)损伤或手术

胃胆管手术或胰腺外伤、内镜逆行胰管造影等因素可直接或间接损伤胰腺,导致胰腺缺血、Oddi 括约肌痉挛或刺激迷走神经,使胃酸、胰液分泌增加亦可导致发病。

(六)其他因素

内分泌或代谢性疾病,如高脂血症、高钙血症等;某些药物,如利尿剂、吲哚美辛、硫唑嘌呤等均可损害胰腺。

二、病理生理

根据病理改变可分为水肿型胰腺炎和出血坏死型胰腺炎两种。基本病理改变是水肿、出血和坏死,严重者可并发休克、化脓性感染及多脏器衰竭。

三、临床表现

(一)腹痛

大多为突然发作,常在饱餐后或饮酒后发病。多为全上腹持续剧烈疼痛伴有阵发性加重,向腰背部放射,疼痛与病变部位有关。胰头部以右上腹痛为主,向右肩部放射;胰尾部以左上腹为主,向左肩放射;累及全胰则呈束带状腰背疼痛。重型患者腹痛延续时间较长,由于渗出液扩散,腹痛可弥散至全腹,并有麻痹性肠梗阻现象。

(二)恶心、呕吐

早期为反射性频繁呕吐,多为胃十二指肠内容物,后期因肠麻痹或肠梗阻可呕吐小肠内容物。呕吐后腹胀不缓解为其特点。

(三)发热

发热与病变程度相一致。重型胰腺炎继发感染或合并胆管感染时可持续高热,如持续高热不退则提示合并感染或并发胰周脓肿。

(四)腹胀

腹胀是重型胰腺炎的重要体征之一,其原因是腹膜炎造成麻痹性肠梗阻所致。

(五)黄疸

黄疸多在胆源性胰腺炎时发生。严重者可合并肝细胞性黄疸。

(六)腹膜炎体征

水肿型胰腺炎时,压痛只局限于上腹部,常无明显肌紧张;出血性坏死性胰腺炎压痛明显,并有肌紧张和反跳痛,范围较广泛或波及全腹。

(七)休克

严重患者出现休克,表现为脉细速,血压降低,四肢厥冷,面色苍白等。有的患者以突然休克为主要表现,称为暴发性急性胰腺炎。

(八)皮下瘀斑

少数患者因胰酶及坏死组织液穿过筋膜与基层渗入腹壁下,可在季肋及腹部形成蓝棕色斑(Grey-Turner 征)或脐周皮肤青紫(Cullen 征)。

四、辅助检查

(一)胰酶测定

1.血清淀粉酶

90％以上的患者血清淀粉酶升高,通常在发病后 3～4 小时后开始升高,12～24小时达到高峰,3～5 天恢复正常。

2.尿淀粉酶测定

通常在发病后 12 小时开始升高,24～48 小时达高峰,持续 5～7 天开始下降。

3.血清脂肪酶测定

在发病 24 小时升高至 1.5 U(正常值 0.5～1.0 U)。

(二)腹腔穿刺

穿刺液为血性混浊液体,可见脂肪小滴,腹水淀粉酶较血清淀粉酶值高3～8 倍。并发感染时呈脓性。

(三)B超检查

B超检查可见胰腺弥漫性均匀肿大,界限清晰,内有光点反射,但较稀少,若炎症消退,上述变化持续 1～2 周即可恢复正常。

(四)CT 检查

CT 扫描显示胰腺弥漫肿大,边缘不光滑,当胰腺出现坏死时可见胰腺上有低密度、不规则的透亮区。

五、临床分型

(一)水肿型胰腺炎(轻型)

主要表现为腹痛、恶心、呕吐、腹膜炎体征、血和尿淀粉酶增高,经治疗后短期内可好转,死亡率低。

(二)出血坏死型胰腺炎(重型)

除上述症状、体征继续加重外,高热持续不退,黄疸加深,神志模糊和谵妄,高度腹胀,血性或脓性腹水,两侧腰部或脐下出现青紫瘀斑,胃肠出血,休克等。实验室检查:白细胞计数增多($>16\times10^9$/L),红细胞计数和血细胞比容降低,血糖升高(>11.1 mmol/L),血钙降低(<2.0 mmol/L),$PaO_2 < 8.0$ kPa(60 mmHg),血尿素氮或肌酐增高,酸中毒等。甚至出现急性肾衰竭、弥散性血

管内凝血(DIC)、急性呼吸窘迫综合征(ARDS)等,死亡率较高。

六、治疗原则

(一)非手术治疗

急性胰腺炎大多采用非手术治疗。①严密观察病情。②减少胰液分泌,应用抑制或减少胰液分泌的药物。③解痉镇痛。④有效抗生素防治感染。⑤抗休克,纠正水、电解质平衡失调。⑥抗胰酶疗法。⑦腹腔灌洗。⑧激素和中医中药治疗。

(二)手术治疗

1.目的
清除含有胰酶、毒性物质的坏死组织。

2.指征
采用非手术疗法无效者;诊断未明确而疑有腹腔脏器穿孔或肠坏死者;合并胆管疾病者;并发胰腺感染者。这些情况均应考虑手术探查。

3.手术方式
有灌洗引流、坏死组织清除和规则性胰腺切除术、胆管探查,T 形管引流和胃造瘘、空肠造瘘术等。

七、护理措施

(一)非手术期间的护理

1.病情观察
严密观察神志,监测生命体征和腹部体征的变化,监测血气、凝血功能、血电解质变化,及早发现坏死性胰腺炎、休克和多器官衰竭。

2.维持正常呼吸功能
给予高浓度氧气吸入,必要时给予呼吸机辅助呼吸。

3.维护肾功能
详细记录每小时尿量、尿比重、液体出入量。

4.控制饮食、抑制胰腺分泌
对病情较轻者,可进少量清淡流质或半流质饮食,限制蛋白质摄入量,禁食脂肪。对病情较重或频繁呕吐者要禁食,行胃肠减压,遵医嘱给予抑制胰腺分泌的药物。

5.预防感染

对病情重或胆源性胰腺炎患者给予抗生素,为预防真菌感染,应加用抗真菌药物。

6.防治休克

维持水及电解质平衡,应早期迅速补充水及电解质、血浆、全血。还应预防低钾血症、低钙血症,在疾病早期应注意观察,及时矫正。

7.心理护理

指导患者减轻疼痛的方法,解释各项治疗措施的意义。

(二)术后护理

1.术后各种引流管的护理

(1)熟练掌握各种管道的作用,将导管贴上标签后与引流装置正确连接,妥善固定,防止导管滑脱。

(2)分别观察记录各引流管的引流液性状、颜色、量。

(3)严格遵循无菌操作规程,定期更换引流装置。

(4)保持引流通畅,防止导管扭曲。重型患者常有血块、坏死组织脱落,容易造成引流管阻塞。如有阻塞可用无菌温生理盐水冲洗,帮患者经常更换体位,以利引流。

(5)冲洗液、灌洗液现用现配。

(6)拔管护理:当患者体温正常并稳定10天左右,白细胞计数正常,腹腔引流液少于5 mL,每天引流液淀粉酶测定正常后可考虑拔管。拔管后要注意拔管处伤口有无渗漏,如有渗液应及时更换敷料。拔管处伤口可在1周左右愈合。

2.伤口护理

观察有无渗液、有无裂开,按时换药,并发胰外瘘时,要注意保持负压引流通畅,并用氧化锌糊剂保护瘘口周围皮肤。

3.营养支持治疗与护理

根据患者营养评定状况,计算需要量,制订计划。第一阶段:术前和术后早期,需抑制分泌功能,使胰腺处于休息状态,同时因胃肠道功能障碍,此时需完全胃肠外营养(TPN)2~3周。第二阶段:术后3周左右,病情稳定,肠道功能基本恢复,可通过空肠造瘘提供营养3~4周,称为肠道营养(TEN)。第三阶段:逐渐恢复经口进食,称为胃肠内营养(EN)。

4.并发症的观察与护理

(1)胰腺脓肿及腹腔脓肿:术后2周的患者出现高热,腹部肿块,应考虑其可能。一般均为腹腔引流不畅,胰腺坏死组织及渗出液局部积聚感染所致。非手术疗法无效时应手术引流。

(2)胰瘘:如观察到腹腔引流有无色透明腹腔液经常外漏,其中淀粉酶含量高,为胰液外漏所致,合并感染时引流液可为脓性。多数可逐渐自行愈合。

(3)肠瘘:主要表现为明显的腹膜刺激征,引流液中伴有粪渣。瘘管形成后用营养支持治疗。长期不愈者,应考虑手术治疗。

(4)假性胰腺囊肿:多数需手术行囊肿切除或内引流手术,少数患者经非手术治疗6个月可自行吸收。

(5)糖尿病:胰腺部分切除后,可引起内、外分泌缺失。注意观察血糖、尿糖的变化,根据化验报告补充胰岛素。

5.心理护理

由于病情重,术后引流管多,恢复时间长,患者易产生悲观急躁情绪,因此,应关心体贴鼓励患者,帮助患者树立战胜疾病的信心,积极配合治疗。

八、健康教育

(1)饮食应少量多餐,注意食用富有营养易消化的食物,避免暴饮暴食及酗酒。

(2)有胆管疾病、病毒感染者应积极治疗。

(3)告知会引发胰腺炎的药物种类,不得随意服药。

(4)有糖尿病者,应遵医嘱口服降糖药或注射胰岛素,定时查血糖、尿糖,将血糖控制在稳定水平,防治各种并发症。

(5)出院4～6周,避免过度疲劳。

(6)门诊应定期随访。

第五章

骨外科护理

第一节 锁 骨 骨 折

锁骨骨折是常见的骨折之一,占全身骨折的 6% 左右,见于青少年及儿童。

一、病因及分类

锁骨骨折好发于中 1/3 处,多由间接暴力引起,如跌倒时手掌及肘部着地,传导暴力冲击锁骨发生骨折,多为横行或短斜行骨折。直接暴力亦可以从前方或上方作用于锁骨发生横断形或粉碎性骨折,幼儿多为青枝骨折。

完全性骨折后,近骨折段因受胸锁乳突肌的牵拉而向上、向后移位。远折段因肢体重量作用向下移位,又因胸大肌、胸小肌、斜方肌、背阔肌的作用向前、向内移位而致断端重叠。

二、临床表现及诊断

有外伤史,伤后肩锁部疼痛,肩关节活动受限。因锁骨全长位于皮下,骨折后局部有明显肿胀、畸形、压痛,扪诊可摸到移位的骨折端。其典型体征是痛苦表情、头偏向患侧使胸锁乳突肌松弛而减轻疼痛,同时健侧手支托患肢肘部以减轻因上肢重量牵拉所引起的疼痛。

婴幼儿不能诉说外伤经过和疼痛部位,多为青枝骨折。当局部畸形及肿胀不明显,但活动患肢及压迫锁骨患儿啼哭叫痛时,应考虑有锁骨骨折的可能,必要时拍摄锁骨正位 X 线片以协助诊断。

诊断骨折的同时,还应检查有无锁骨下动、静脉以及臂丛神经的损伤,是否合并有气胸。

三、治疗

(一)幼儿青枝骨折

可仅用三角巾悬吊 3 周。

(二)有移位的锁骨骨折

可行手法复位后以"8"字形绷带固定 4 周。复位时,患者取坐位,双手叉腰,挺胸,双肩后伸以使两骨折端接近,术者此时可复位骨折。然后,在双侧腋窝用棉垫保护后以宽绷带做 X 形固定双肩,经固定后要密切观察有无血管、神经压迫症状,卧床时应取仰卧位,在肩胛区垫枕使两肩后伸。

(三)切开复位内固定

对开放性骨折或合并血管神经损伤者可行内固定。血管损伤者以及不愈合的病例,可行切开复位克氏针内固定。

锁骨骨折绝大多数皆可采用非手术治疗,虽然多数骨折复位并不理想,但一般都可达到骨折愈合。畸形愈合并不影响功能,儿童锁骨骨折日久后,甚至外观可不残留畸形,因此不必要为追求解剖复位而反复整复及行手术治疗。

四、护理问题

(一)有体液不足的危险

与创伤后出血有关。

(二)疼痛

与损伤、牵引有关。

(三)有周围组织灌注异常的危险

与神经、血管损伤有关。

(四)有感染的危险

与损伤有关。

(五)躯体移动障碍

与骨折脱位、制动、固定有关。

(六)潜在并发症

脂肪栓塞综合征、骨筋膜室综合征、关节僵硬等。

(七)知识缺乏

缺乏康复锻炼知识。

(八)焦虑

与担忧骨折预后有关。

五、护理目标

(1)患者生命体征稳定。

(2)患者疼痛缓解或减轻,舒适感增加。

(3)能维持有效的组织灌注。

(4)未发生感染或感染得到控制。

(5)保证骨折固定效果,患者在允许的限度内保持最大的活动量。

(6)预防并发症的发生或及早发现及时处理。

(7)患者了解功能锻炼知识。

(8)患者焦虑程度减轻。

六、护理措施

(一)非手术治疗及术前护理

1.心理护理

青少年及儿童锁骨骨折后,因担心肩部、胸部畸形及影响发育和美观,常会产生焦虑、烦躁心理。应告知其锁骨骨折只要不伴有锁骨下神经、血管损伤,即使是在叠位愈合,也不会影响患侧上肢的功能,局部畸形会随着时间的推移而减轻,甚至消失,治疗效果较好,以消除患者心理障碍。

2.饮食

给予高蛋白、高维生素、高钙及粗纤维食物。

3.体位

局部固定后,宜睡硬板床,取半卧位或平卧位,避免侧卧位,以防外固定松动。平卧时不用枕头,可在两肩胛间垫上一个窄枕,使两肩后伸外展;在患侧胸壁侧方垫枕,以免悬吊的患肢肘部及上臂下坠。患者初期对去枕不习惯,有时甚至自行改变卧位,应向其讲清治疗卧位的意义,使其接受并积极配合。告诉患者日间活动不要过多,尽量卧床休息,离床活动时用三角巾或前臂吊带将患肢悬吊于胸前,双手叉腰,保持挺胸、提肩姿势,可缓解对腋下神经、血管的压迫。

4.病情观察

观察上肢皮肤颜色是否发白或青紫,温度是否降低,感觉是否麻木。如有上述现象,可能系"8"字形绷带包扎过紧所致。应指导患者双手叉腰,尽量使双肩外展后伸,如症状仍不缓解,应报告医师适当调整绷带,直至症状消失。"8"字形绷带包扎时禁忌做肩关节前屈、内收动作,以免腋部血管、神经受压。

5.功能锻炼

(1)早、中期:骨折急性损伤经处理后 2~3 天,损伤反应开始消退,肿胀和疼痛减轻,在无其他不宜活动的前提下,即可开始功能锻炼。

准备:仰卧于床上,两肩之间垫高,保持肩外展后伸位。

第 1 周,做伤肢近端与远端未被固定的关节所有轴位上的运动,如握拳、伸指、分指,屈伸、腕绕环、肘屈伸、前臂旋前、旋后等主动练习,幅度尽量大,并逐渐增大力度。

第 2 周,增加肌肉的收缩练习,如捏小球、抗阻腕屈伸运动。

第 3 周,增加抗阻的肘屈伸与前臂旋前、旋后运动。

(2)晚期:骨折基本愈合,外固定物去除后进入此期。此期锻炼的目的是恢复肩关节活动度,常用的方法有主动运动、被动运动、助力运动和关节主动牵伸运动。

第 1~2 天,患肢用三角巾或前臂吊带悬挂胸前站立位,身体向患侧侧屈,做肩前后摆动;身体向患侧侧屈并略向前倾,做肩内外摆动。应努力增大外展与后伸的运动幅度。

第 3~7 天,开始做肩关节各方向和各轴位的主动运动、助力运动和肩带肌的抗阻练习,如双手握体操棒或小哑铃,左右上肢互助做肩的前上举、侧后举和体后上举,每个动作 5~20 次。

第 2 周,增加肩外展和后伸主动牵伸:双手持棒上举,将棍棒放颈后,使肩外展、外旋,避免做大幅度的肩内收与前屈练习。

第 3 周,增加肩前屈主动牵伸、肩内外旋牵伸:双手持棒体后下垂将棍棒向上提,使肩内旋。

以上练习的幅度和运动量以不引起疼痛为宜。

(二)术后护理

1.体位

患侧上肢用前臂吊带或三角巾悬吊于胸前,卧位时去枕,在肩胛区垫枕使两肩后伸,同时在患侧胸壁侧方垫枕,防止患侧上肢下坠,保持上臂及肘部与胸部处于平行位。

2.症状护理

(1)疼痛:疼痛影响睡眠时,适当给予止痛、镇静剂。

(2)伤口:观察伤口有无渗血、渗液情况。

3.一般护理

协助患者洗漱、进食及排泄等,指导并鼓励患者做些力所能及的自理活动。

4.功能锻炼

在术后固定期间,应主动进行手指握拳、腕关节的屈伸、肘关节屈伸及肩关节外展、外旋和后伸运动,不宜做肩前屈、内收的动作。

七、健康指导

(一)休息

早期卧床休息为主,可间断下床活动。

(二)饮食

多食高蛋白、高维生素、含钙丰富、刺激性小的食物。

(三)固定

保持患侧肩部及上肢于有效固定位,并维持3周。

(四)功能锻炼

外固定的患者需保持正确的体位,以维持有效固定,进行早、中期的锻炼,避免肩前屈、内收动作。解除外固定后则加强锻炼,着重练习肩的前屈、肩旋转活动,如两臂做划船动作。值得注意的是应防止两种倾向:①放任自流,不进行锻炼;②过于急躁,活动幅度过大,力量过猛,造成软组织损伤。

(五)复查时间及指征

术后1个月、3个月、6个月需复查X线片,了解骨折愈合情况。有内固定者,于骨折完全愈合后取出。对于手法复位外固定患者,如出现下列情况须随时复查:骨折处疼痛加剧,患肢麻木,手指颜色改变,温度低于或高于正常等。

第二节 肱骨干骨折

肱骨干骨折指肱骨髁上与胸大肌止点之间的骨折。

一、解剖概要

肱骨干中段后外侧有桡神经沟,桡神经在其内紧贴。当肱骨中、下 1/3 交界处骨折时,易合并桡神经损伤。上臂有多个肌肉附着点,故不同平面骨折所致的骨折移位也不同。

二、病因及移位

(1)直接暴力多致中、上 1/3 骨折,多为横行或粉碎骨折。

(2)传导暴力多见于中、下 1/3 段骨折,多为斜行或螺旋形。

(3)旋转暴力多可引起肱骨中、下 1/3 交界处骨折,所引起的肱骨骨折多为典型螺旋形骨折。

如骨折平面在三角肌止点上者,近折端受胸大肌、大圆肌、背阔肌牵拉向内移位,远折端因三角肌、肱二头肌、肱三头肌做外上移位。如骨折平面在三角肌止点以下,近折端受三角肌和喙肱肌牵拉向外前移位,远折端受肱二头肌、肱三头肌作用向上重叠移位。

三、临床表现及诊断

此种骨折均有明显的外伤史。若有局部肿胀、压痛、畸形、反常活动及骨擦音,均可诊断为骨折。X 线检查可确诊骨明确骨折部位、类型及移位情况,以供治疗参考。如合并神经损伤者,可出现典型垂腕、伸拇及伸掌指关节功能丧失以及手背桡侧皮肤有大小不等的感觉麻木区。

四、治疗

肱骨被丰厚的肌肉包绕,轻度的成角短缩畸形在外观不明显,对功能也无影响。因此无须为追求良好的复位而滥用手术治疗。

(一)对横断、斜行或粉碎性骨折

可于复位后用夹板或石膏练习肩关节活动时应弯腰 90°,做钟摆样活动。因为直立位练习易引起骨折部位成角畸形。

(二)对螺旋形或长斜行骨折

可采用小夹板固定,亦可采用悬垂石膏固定,通过石膏重量牵引使骨折复位,但患者不能平卧,睡觉时需取半卧位。

(三)对肱骨开放性骨折

断端嵌入软组织或手法复位失败的闭合骨折,同一肢体多发骨折或合并神经、血管损伤需手术探查者,可行切开复位内固定。

闭合性肱骨干骨折合并桡神经损伤时,一般采用非手术方法治疗。观察2~3个月后,若桡神经仍无神经功能恢复的表现,可再行手术探查。在观察期间将腕关节置于功能位,多做伤侧手指伸直活动以防畸形或僵硬。

五、护理问题

(一)有体液不足的危险

与创伤后出血有关。

(二)疼痛

与损伤、牵引有关。

(三)有周围组织灌注异常的危险

与神经、血管损伤有关。

(四)有感染的危险

与损伤有关。

(五)躯体移动障碍

与骨折脱位、制动、固定有关。

(六)潜在并发症

脂肪栓塞综合征、骨筋膜室综合征、关节僵硬等。

(七)知识缺乏

缺乏康复锻炼知识。

(八)焦虑

与担忧骨折预后有关。

六、护理目标

(1)患者生命体征稳定。

（2）患者疼痛缓解或减轻，舒适感增加。

（3）能维持有效的组织灌注。

（4）未发生感染或感染得到控制。

（5）保证骨折固定效果，患者在允许的限度内保持最大的活动量。

（6）预防并发症的发生或及早发现及时处理。

（7）患者了解功能锻炼知识。

（8）患者焦虑程度减轻。

七、护理措施

（一）手术治疗及术前护理

1. 心理护理

肱骨干骨折，特别是伴有桡神经损伤时，患肢伸腕、伸指功能障碍，皮肤感觉减退，患者心理压力大，易产生悲观情绪。应向患者介绍神经损伤修复的特殊性，告知骨折端将按 1 mm/d 的速度由近端向远端生长，治疗周期长，短期内症状改善不明显，使患者有充分的思想准备。关注患者感觉和运动恢复的微小变化，并以此激励患者，使其看到希望。

2. 饮食

给予高蛋白、高热量、高维生素、含钙丰富的饮食，以利于骨折愈合。

3. 体位

U 形石膏托固定时可平卧，患侧肢体以枕垫起，保持复位的骨折不移动。悬垂石膏固定 2 周内只能取坐位或半卧位，以维持其下垂牵引作用。但下垂位或过度牵引，易引起骨折端分离，特别是中、下 1/3 处横行骨折，其远折端血供差，可致骨折延迟愈合或不愈合，需予以注意。

4. 皮肤护理

桡神经损伤后，引起支配区域皮肤营养改变，使皮肤萎缩干燥，弹性下降，容易受伤，而且损伤后伤口易形成溃疡。预防：①每天用温水擦洗患肢，保持清洁，促进血液循环；②定时变换体位，避免皮肤受压引起压疮；③禁用热水袋，防止烫伤。

5. 观察病情

（1）夹板或石膏固定者，观察伤口及患肢的血运情况，如出现患肢青紫、肿胀、剧痛等，应立即报告医师处理。

（2）伴有桡神经损伤者，应观察其感觉和运动功能恢复情况。通过检查汗腺功能,可了解自主神经恢复情况。

(3)如骨折后远端皮肤苍白、皮温低,且摸不到动脉搏动,在排除夹板、石膏固定过紧的因素外,应考虑有肱动脉损伤的可能;如前臂肿胀严重,皮肤发绀、湿冷,则可能有肱静脉损伤。出现上述情况应及时报告医师处理。

6.早、中期功能锻炼

骨折固定后立即进行上臂肌肉的早期舒缩活动,可加强两骨折端在纵轴上的压力,以利于愈合。握拳、腕屈伸及主动耸肩等动作每天 3 次,并根据骨折的部位,选择相应的锻炼方法。

(1)肱骨干上 1/3 段骨折,骨折远端向外上移位。①第 8 天站立位,上身向健侧侧屈并前倾 30°,患肢在三角巾或前臂吊带支持下,自由下垂 10~20 秒,做 5~10 次。②第 15 天增加肩前后摆动 8~20 次,做伸肘的静力性收缩练习 5~10 次,抗阻肌力练习,指屈伸、握拳和腕屈伸练习,前臂旋前、旋后运动。③第 22 天增加身体上身向患侧侧屈,患肢在三角巾或吊带支持下左右摆动 8~20 次。

(2)肱骨干中 1/3 段骨折,骨折远端向上、向内移位。①第 8 天站立位上身向患侧侧屈并前倾约 30°,患肢在三角巾或吊带支持下,自由下垂 10~20 秒,做 5~10 次。②第 15 天增加肩前后摆动练习,做屈伸肘的静力性收缩练习 5~10 次。伴有桡神经损伤者,用弹性牵引装置固定腕关节功能位,用橡皮筋将掌指关节牵拉,进行手指的主动屈曲运动。在健肢的帮助下进行肩、肘关节的运动,健手握住患侧腕部,使患肢向前伸展,再屈肘后伸上臂。

(3)肱骨干下 1/3 段身骨折此型骨折易造成骨折不愈合,更应重视早期锻炼。①第 3 天患肢三角巾胸前悬吊位,上身向患侧侧屈并前倾约 30°,做患肢前后、左右摆动各 8~20 次。②第 15 天增加旋转肩关节运动,即身体向患侧倾斜,屈肘 90°,使上臂与地面垂直,以健手握患侧腕部:做画圆圈动作。双臂上举运动,即两手置于胸前,十指相扣,屈肘 45°,用健肢带动患肢,先使肘屈曲 120°,双上臂同时上举,再缓慢放回原处。

7.晚期功能锻炼

去除固定后第 1 周可进行肩摆动练习,站立位上身向患侧侧屈并略前倾,患肢做前后、左右摆动,垂直轴做绕环运动;第 2 周用体操棒协助进行肩屈、伸、内收、外展、内旋、外旋练习,并做手爬墙练习,用拉橡皮带做肩屈、伸、内收、外展及肘屈等练习,以充分恢复肩带肌力。

(二)术后护理

1.体位

内固定术后,使用外展架固定者,以半卧位为宜。平卧位时,可于患肢下热垫一软枕,使之与身体平行,并减轻肿胀。

2.疼痛的护理

(1)找出引起疼痛的原因:手术切口疼痛在术后 3 天内较剧烈,以后逐日递减。组织缺血引起的疼痛表现为剧烈疼痛且呈进行性,肢体远端有缺血体征。手术 3 天后,如疼痛呈进行性加重或搏动性疼痛,伴皮肤红、肿、热、伤口有脓液渗出或有臭味,则多为继发感染引起。

(2)手术切口疼痛可用镇痛药;缺血性疼痛须及时解除压迫,松解外固定物;如发生骨筋膜室综合征须及时切开减压;发现感染时报告医师处理伤口,并应用有效抗生素。

(3)移动患者时,对损伤部位要重点托扶保护,缓慢移至舒适体位,以免引起或加重疼痛。

3.预防血管痉挛

行神经修复和血管重建术后,可能出现血管痉挛。①避免一切不良刺激:严格卧床休息,石膏固定患肢 2 周;患肢保暖,保持室温在 25 ℃左右。不在患肢测量血压,镇痛,禁止吸烟与饮酒。②1 周内应用扩血管药、抗凝药,保持血管的扩张状态。③密切观察患肢血液循环的变化:检查皮肤颜色、温度、毛细血管回流反应、肿胀或干瘪、伤口渗血等。

4.功能锻炼

详见术前护理相关内容。

八、健康指导

(一)饮食

多食高蛋白、高维生素、含钙丰富的食物。

(二)体位

对桡神经损伤后行外固定者,应确保外固定的稳定,以保持神经断端处于松弛状态,有利于恢复。

(三)药物

对伴有神经损伤者,遵医嘱口服营养神经的药物。

(四)进行功能锻炼

防止肩、肘关节僵硬或强直而影响患肢功能。骨折 4 周内,严禁做上臂旋转活动。

(五)复查指征及时间

U 形石膏固定的患者,在肿胀消退后,石膏固定会松动,应复诊;悬吊石膏固定 2 周后,更换长臂石膏托,继续维持固定 6 周左右。伴桡神经损伤者,定期复查肌电图,了解神经功能恢复情况。

第三节　股骨干骨折

股骨干骨折多发于青壮年,一般多由外界强大直接的暴力所致。

一、临床表现及诊断

股骨干骨折可分为上 1/3 骨折、中 1/3 骨折、下 1/3 骨折。上 1/3 骨折后,近端受髂腰肌、臀中肌、臀小肌及其他外旋肌群的牵引而有屈曲、外旋、外展移位,远端因受内收肌群牵拉而向上、内移位,造成成角短缩畸形。中 1/3 骨折常随暴力作用方向而变化。下 1/3 骨折因远端受腓肠肌牵拉而向后倾斜,可压迫或刺激窝部的神经、血管。患者有外伤史,患肢有剧烈疼痛、肿胀、缩短、畸形,完全骨折时出现骨擦音、假关节活动。X 线片可显示骨折类型。

二、治疗

大多数人可用非手术疗法,应注意防治失血性或创伤性休克。

(一)非手术法

产伤引起者,可将伤肢用绷带固定于胸部或做垂直悬吊牵引 2 周。3 岁以内儿童一般采用垂直悬吊牵引 3～4 周。对成人股骨干骨折,可用固定持续牵引或平衡持续牵引治疗,一般牵引 8～10 周,牵引期间应加强大腿肌肉特别是股四头肌的锻炼。

(二)手术治疗

股骨干上、中 1/3 横骨折,髓内钉内固定已取代钢板内固定成为首选。但应严格掌握手术指征,现多主张采用闭合插针。开放伤口污染严重和软组织损伤严重的情况下,多采用外固定架固定。手术指征参考如下。

(1)非手术治疗失败。

(2)伴多发性损伤者或多发骨折者。

(3)骨折不愈合或畸形愈合,影响功能者。

(4)伴股部血管、神经损伤者。

(5)老年患者不宜长久卧床者。

三、护理问题

(一)有体液不足的危险

与创伤后出血有关。

(二)疼痛

与损伤、牵引有关。

(三)有周围组织灌注异常的危险

与神经、血管损伤有关。

(四)有感染的危险

与损伤有关。

(五)躯体移动障碍

与骨折脱位、制动、固定有关。

(六)潜在并发症

脂肪栓塞综合征、骨筋膜室综合征、关节僵硬等。

(七)知识缺乏

缺乏康复锻炼知识。

(八)焦虑

与担忧骨折预后有关。

四、护理目标

(1)患者生命体征稳定。

(2)患者疼痛缓解或减轻,舒适感增加。

(3)能维持有效的组织灌注。

(4)未发生感染或感染得到控制。

(5)保证骨折固定效果,患者在允许的限度内保持最大的活动量。

(6)预防并发症的发生或及早发现及时处理。

(7)患者了解功能锻炼知识。

(8)患者焦虑程度减轻。

五、护理措施

(一)非手术治疗及术前护理

1.心理护理

由于股骨干骨折多由强大的暴力所致,骨折时常伴有严重软组织损伤,大量出血、内脏损伤、颅脑损伤等可危及生命安全,患者多恐惧不安。应稳定患者的情绪,配合医师采取有效的抢救措施。

2.饮食

高蛋白、高钙、高维生素饮食,需急诊手术者则禁食。

3.体位

抬高患肢。

4.保持牵引有效效能

不能随意增、减牵引重量,以免导致过度牵引或达不到牵引效果。小儿悬吊牵引时,牵引重量以能使臀部稍稍悬离床面为宜,且应适当约束躯干,防止牵引装置滑脱至膝下而压迫腓总神经。在牵引过程中,要定时测量肢体长度和进行床旁 X 线检查,了解牵引重量是否合适。

5.病情观察

(1)全身情况:包括神志、瞳孔、脉搏、呼吸、腹部情况以及失血征象。创伤初期应警惕颅脑、内脏损伤及休克发生。

(2)肢体情况:观察患肢末梢血液循环、感觉和运动情况,尤其对于股骨下1/3骨折的患者,应注意有无刺伤或压迫腘动脉、腘静脉、神经征象。

6.指导、督促患者进行功能锻炼

(1)伤后 1~2 周内应练习患肢股四头肌等长收缩;同时被动活动髌骨(左右推动髌骨);还应练习踝关节和足部其他小关节,乃至全身其他关节活动。

(2)第 3 周练习髋、膝关节活动,双手撑床或吊架抬臀,防止股间肌和膝关节粘连。

(二)术后护理

1.饮食

鼓励进食促进骨折愈合的食物,如排骨汤、牛奶、鸡蛋等。

2.体位

抬高患肢。

3.病情观察

监测生命体征、患肢及伤口局部情况。

4.功能锻炼

方法参见术前。

六、健康指导

(一)体位

股骨中段以上骨折患者下床活动时,应始终保持患肢的外展位,以免因负重和内收肌的作用而发生继发性向外成角突起畸形。

(二)扶拐锻炼

由于股骨干骨折后的愈合及重塑时间延长,因此需较长时间扶拐锻炼。扶拐方法的正确与否与发生继发性畸形、再损伤甚至臂丛神经损伤等有密切关系。因此,应教会患者正确使用双拐。

拐杖是辅助步行的一种工具,常用的有前臂拐和腋拐。前臂拐轻便,使用方便,拐的把手位置可依患者上肢长短调节;腋拐靠腋下支撑,应用普遍。用拐注意事项:①拐杖下端必须安装橡皮头,以免拐杖压在地上滑动而致不稳;拐杖上端的横梁上须垫软垫,以免使用时压迫腋下软组织。②腋拐高度:以患者直立时,拐从腋窝到地面并向身体两侧分开,橡皮头距足20 cm为宜。过高,行走时拐杖将撑至腋下,引起疼痛不适,甚至难以行走;过低,则可发生驼背,感到疲劳。③单拐与双拐的选择与使用:腋拐可用单拐也可用双拐。单拐适用于因手术后恢复期、患肢不能完全负重,而需借助单拐来增加健侧对整个身体重量的支撑,大部分置于健侧。当一侧下肢完全不能负重时,必须使用双拐,这样可增加行走时的平衡,且省力。双腋拐使用方法:先将两拐同时稳放在两腿前方,然后提起健肢移到两拐的前方,再将两拐同时向前方移到健肢前方,如此反复,保持两拐及一健肢形成一个等边三角形。④防跌倒:患者初次下地时,应有护理人员在旁扶助,并及时给予帮助与鼓励,指导用拐,防止患者因不习惯而失去重心会跌倒及出现情绪低落。初次下地时间不可过长,以后逐渐延长下地时间。

(三)复查

2~3个月后行X线片复查。若骨折已骨性愈合,可酌情使用单拐而后弃拐行走。

第四节　骨　盆　骨　折

一、分类

(一)稳定型骨折

(1)骨盆环前侧耻骨支或坐骨支骨折。

(2)撕脱骨折:髂前上棘、髂前下棘、坐骨结节处肌肉强力收缩,发生撕脱骨折。

(3)髂骨翼裂隙骨折。

(二)不稳定型骨折

(1)骶髂关节脱位。

(2)骶髂关节韧带损伤。

(3)髂骨翼后部直线骨折。

(4)骶孔直线骨折。

二、诊断

有明确外伤史,局部肿胀、疼痛,可有皮下瘀斑,骨盆挤压分离试验阳性。骶髂关节脱位时,双侧髂后上棘不对称。

骨盆正位X线检查是首选,可对90%的病例做出准确诊断。必要时可行骨盆斜位拍片。CT检查是金标准,但不是急诊评估的方法,可在患者情况稳定后进行。

此外,还需对骨折并发症,如休克、直肠肛管损伤等做出诊断。

三、治疗

骨盆骨折治疗原则是首先救治危及生命的内脏损伤及出血性休克等并发

症,其次才是骨盆骨折本身。

(一)骨盆骨折并发症的治疗

1.出血性休克

一般应输血治疗,快速输血一定量后血压仍不能维持者,可先结扎髂内动脉,同时继续输血。此时仍不能稳定血压者,再找出血处止血,也可行血管造影和血管栓塞。

2.膀胱破裂及尿道损伤

膀胱破裂应手术治疗。尿道部分撕裂可保留导尿管,然后定期扩张尿道,可防止尿道狭窄。

3.神经损伤

先保守治疗,无效者需手术探查。

4.直肠肛管损伤

可给予彻底清创,缝合修补,局部引流,合理使用抗生素。

5.女性骨盆骨折合并生殖道损伤

应及时修补破裂阴道。

(二)骨盆骨折本身的治疗

1.稳定型骨折

一般不需整复,可卧床休息、止痛治疗。

2.不稳定型骨折

可行手法复位或牵引复位,持续牵引外固定法。牵引重量要大,以占体重的1/7~1/5为宜,6个月之内不应减重,牵引应不少于8周。对于耻骨联合不稳定、髂骨翼与骶髂关节不稳定也可考虑行内固定治疗。

四、护理问题

(一)体液不足

与骨盆骨折失血过多有关。

(二)疼痛

与骨盆骨折有关。

(三)躯体移动障碍

与神经肌肉损伤、骨盆悬吊牵引有关。

(四)有皮肤完整性受损的危险

与长期卧床、局部皮肤受压有关。

(五)有感染的危险

与长期卧床有关。

(六)潜在并发症

腹膜后血肿、膀胱及尿道损伤、直肠损伤、神经损伤等。

(七)尿潴留

与骨盆骨折有关。

(八)知识缺乏

缺乏康复功能锻炼知识。

五、护理目标

(1)患者的生命体征稳定。
(2)患者疼痛缓解或舒适感增加。
(3)患者能最大限度地生活自理。
(4)患者皮肤完整无破损。
(5)患者未发生感染。
(6)并发症得到预防或早期发现及时处理。
(7)患者恢复正常的排尿功能。
(8)患者获得康复锻炼的知识。

六、护理措施

(一)非手术治疗及术前护理

1.急救

患者入院后迅速建立有效的静脉通道,必要时2个或多个通道,且输液通道应建立在上肢或颈部,而不宜在下肢,以免液体不能有效进入血液循环。

2.心理护理

骨盆骨折多由较强大的暴力所致,常常引起严重的并发症,如休克、尿道、膀胱及直肠等损伤。患者伤势较重,易产生恐惧心理。应给予心理支持,并以娴熟的抢救技术控制病情发展,减少患者的恐惧。

3.饮食

宜进食高蛋白、高维生素、高钙、高铁、粗纤维及果胶成分丰富的食物,以补充失血过多导致的营养失调。食物应易消化,且根据受伤程度决定膳食种类,若合并有直肠损伤,则应酌情禁食。

4.卧位

不影响骨盆环完整的骨折,可取仰卧与侧卧交替,侧卧时健侧在下,严禁坐立,伤后1周可取半卧位;影响骨盆环完整的骨折,伤后应平卧硬板床,且应减少搬动,必须搬动时则由多人平托,以免引起疼痛、增加出血。尽量使用智能按摩床垫,既可减少翻身次数,又能预防压疮,但床垫充气要足,以不影响骨折稳定为原则。

5.症状护理

(1)压疮:维持骨盆兜带悬吊有效牵引,牵引量以臀部抬高床面5 cm为宜。在骨盆两侧的兜带内置衬垫,以预防压疮。

(2)便秘:鼓励患者多饮水,多食含粗纤维丰富的蔬菜。经常按摩腹部,促进肠蠕动,必要时服用缓泻剂,利于排便。术前一日必须排出肠道内淤积的大便,以利于手术操作,减轻术后腹胀。

6.病情观察与处理

(1)全身情况:包括生命体征、意识和精神状态、尿量、皮肤黏膜、甲床毛细血管回流时间、皮肤弹性等,必要时检测中心静脉压、血红蛋白、红细胞计数及血细胞比容等各项指标,以确定是否有休克及程度。导致血容量不足乃至休克的相关因素主要有:骨盆各骨主要为松质骨,骨折后本身出血较多;其邻近有较丰富的动脉及静脉丛,加之静脉丛多无静脉瓣阻挡回流,骨折后可引起广泛出血。出血量若达1 000 mL以上,则可能合并有腹腔脏器损伤出血;如合并髂内动脉、髂外动脉或股动脉损伤,可引起盆腔内更严重出血,甚至因失血过多而死亡。处理:迅速高流量给氧;快速补液输血;保暖:提高室温或用棉被和毛毯,忌用热水袋,以免增加微循环耗氧。

(2)腹部情况:观察有无腹痛、腹胀、呕吐、肠鸣音和腹膜刺激征,并定时测量腹围,以判断是否合并有腹膜后血肿、腹腔脏器损伤及膀胱损伤。由于骨折出血沿腹膜后疏松结缔间隙蔓延到肾区或膈下,形成腹膜后血肿,不仅可造成失血性休克,还可引起麻痹性肠梗阻;严重创伤时可合并腹腔脏器损伤,出现腹腔内出血,表现为腹痛、腹肌紧张,腹腔穿刺抽出不凝血;膀胱充盈时易受直接打击或被骨折刺伤而致膀胱破裂,表现为腹痛明显,并有明显的腹肌紧张、压痛、反跳痛,腹腔可抽出血性液体。处理:按损伤部位做相应的专科处理。

(3)排尿情况:有无血尿、尿道口滴血、排尿困难或无尿,以判断膀胱、尿道损伤程度。护理：尿道不完全撕裂时，留置导尿管 2 周并妥善固定；对于行膀胱造口的患者，需保持引流管通畅，防止扭曲或折叠。造口管一般留置 1～2 周，拔管前先夹管，观察能否自行排尿，如排尿困难或切口处有漏尿则延期拔管。

（4）肛门情况：有无疼痛、触痛、出血，必要时做肛门指诊，以确定直肠损伤的程度。护理：严格禁食，并遵医嘱应用抗生素预防感染。若行结肠造口术，保持造口周围皮肤清洁干燥，观察有无局部感染征象。

（5）神经损伤情况：有无会阴区、下肢麻木及运动障碍，以判断有无腰骶和坐骨神经损伤。护理：及早鼓励并指导患者做肌肉锻炼，定时按摩、理疗，促进局部血液循环，防止失用性肌萎缩；对有足下垂者穿"丁"字形鞋或应用衬垫支撑，保持踝关节功能位，防止跟腱挛缩畸形。

7.功能锻炼

（1）未影响骨盆环完整的骨折：早期可在床上做上肢伸展运动及下肢肌肉收缩活动；1 周后可进行半卧位及坐立练习，同时做髋关节、膝关节的伸屈运动；4～6 周后下床站立并缓慢行走，逐日加大活动量，然后再练习正常行走及下蹲。

（2）影响骨盆环完整的骨折：伤后无并发症者卧硬板床，同时进行上肢锻炼；2 周后开始练习半卧位，并进行下肢肌肉收缩的锻炼，以保持肌力，预防关节僵硬；3 周后在床上进行髋关节、膝关节的锻炼，由被动锻炼逐渐过渡到主动锻炼；6～8 周后拆除牵引固定，扶拐行走；12 周后逐渐弃拐行走。

8.术前准备

备足够的血，会阴区备皮、导尿、清洁灌肠等。

（二）术后护理

1.心理护理

因术后卧床时间长，易产生厌烦情绪，应多开导，并取得家属的支持，共同为患者制订比较周密的康复计划并督促实施，适时鼓励，提高患者治疗的积极性。

2.饮食

多吃含粗纤维较多的蔬菜、含果胶成分丰富的水果。

3.体位

尽量减少大幅度搬动患者，防止内固定断裂、脱落。术后置于智能按摩气垫上，或骶尾部垫水垫，每 2～3 小时更换 1 次，平卧和健侧卧交替换位，以预防压疮。

4.伤口

观察切口渗血情况，保持引流瓶适当负压，以便及时引流出伤口积血，防止伤口感染。

5.功能锻炼

7～10 周下床运动,并逐步加强患肢的功能锻炼。

七、健康指导

(1)合理安排饮食,补足营养,提高体质,促进骨折愈合。

(2)按康复计划进行功能锻炼。

(3)出院后 1 个月、3 个月复查,检查内固定有无移位及骨折愈合等情况。

第五节 脊 髓 损 伤

一、分类

脊柱骨折或者无骨折脱位合并脊髓或马尾神经损伤是一种严重的并发症。根据损伤部位、程度及临床表现可分为以下几类。

(一)完全性脊髓损伤

损伤节段以下感觉、运动均丧失。

(二)不完全性脊髓损伤

(1)中央脊髓损伤综合征。

(2)脊髓半切综合征。

(3)前脊髓综合征。

(4)后脊髓综合征。

(5)脊髓圆锥综合征。

(6)马尾综合征。

二、诊断

脊髓损伤的诊断应从以下几方面着手:与受伤机制相关的详细病史采集、全面的体格检查、神经功能的评估(确定截瘫的平面以及深浅感觉丧失的程度等)、影像学资料(X 线、CT、MRI 检查,明确损伤的位置及类型)。

三、治疗

(一)早期治疗

合适地固定,在搬运过程中避免加重脊髓损伤。

(二)药物治疗

(1)脱水药物:20%甘露醇,或与呋塞米联用以增加脱水疗效。

(2)甲泼尼龙冲击疗法:按 30 mg/kg 体重的剂量 30 分钟内滴完,间隔 45 分钟后,按 5.4 mg/(kg·h)的剂量维持 23 小时。但目前仍有争议,部分学者认为伤后 8 小时内使用后患者神经功能改善更明显,仍有部分学者认为对于急性非穿透性脊髓损伤的患者不应使用甲泼尼龙冲击疗法,疗效不确切的同时反而增加了伤口感染和消化道出血的风险。

(3)营养神经的药物。

(三)手术治疗

整复脊柱骨折、脱位,使脊髓减压,对不稳定脊柱损伤立即行内固定,以防其移位压迫脊髓。

(四)康复治疗和功能锻炼

行电针、推拿、按摩、高压氧舱等治疗,促进神经功能恢复。

(五)积极预防及治疗并发症

(1)保持呼吸道通畅,防止肺部感染。定期翻身拍背,帮助咳痰、排痰,对高位截瘫呼吸肌无力者行气管切开,同时应用抗生素。

(2)防治泌尿系统感染:截瘫者早期留置导尿管,定期更换导尿管并膀胱冲洗。

(3)防治压疮:每隔 2～3 小时翻身一次,骨隆起部用软垫或气垫保护,保持皮肤干燥。如发生压疮,注意防止感染。

(4)防治下肢深静脉血栓:可使用气压泵治疗,加强双下肢主动或被动功能锻炼。

四、护理问题

(一)低效性呼吸形态或清理呼吸道无效

与颈脊髓损伤及活动受限有关。

(二)有脊髓损伤加重的危险

与脊柱骨折压迫脊髓有关。

(三)体温异常

与体温调节中枢受损有关。

(四)躯体移动障碍

与脊髓损伤、牵引有关。

(五)自理能力障碍

与脊髓损伤、卧床有关。

(六)营养失调

低于机体需要量:与消化功能降低、患者心理影响有关。

(七)排便异常

与支配排便的神经损伤或神经反射抑制、长期卧床有关。

(八)排尿异常

与膀胱功能障碍有关。

(九)有失用性综合征的危险

与瘫痪、长期卧床有关。

(十)潜在并发症

肺部感染、泌尿系统感染、压疮。

(十一)绝望、焦虑、恐惧、愤怒

与疾病知识缺乏、认识到疾病预后不良、担心社会角色发生变化有关。

五、护理目标

(1)生命体征平稳。

(2)避免加重脊髓损伤程度。

(3)体温正常。

(4)能最大限度地恢复肢体功能。

(5)患者生活需要得到满足并达到最大限度的自理状态。

(6)维持适当的营养。

(7)患者恢复正常的排便功能。

(8)患者恢复正常的排尿功能。

(9)患者及家属了解功能锻炼知识,患者未发生失用性综合征。

(10)无并发症发生。

(11)消除患者的不良情绪反应,患者能正确面对现实及顺应治疗。

六、护理措施

(一)维持呼吸循环功能

(1)高位颈脊髓损伤时,胸壁肌肉瘫痪,易发生呼吸困难甚至呼吸衰竭。应密切观察呼吸形态、频率、深浅,注意有无发绀、烦躁及呼吸困难,必要时做气管切开,使用呼吸机辅助呼吸。根据病情变化注意检测血气,了解缺氧程度,必要时给予吸氧。病床旁备好各种急救药物及器械。

(2)$C_{1\sim4}$脊髓损伤患者膈神经、横膈及肋间肌的活动丧失,无法深呼吸及咳嗽,易出现呼吸困难,可早期做气管切开,保证有效呼吸。

(3)保持呼吸道通畅,可行雾化吸入,必要时吸痰,防止坠积性肺炎或窒息的发生。

(4)鼓励患者做深呼吸及咳嗽练习,肋间肌麻痹者鼓励用膈肌呼吸。

(5)监测血压、脉搏变化,观察有无休克征兆。

(二)饮食指导

给予高蛋白、高热量、高维生素、富含纤维素、易消化的流质或半流质食物,预防便秘。脊髓损伤后,因交感神经功能下降,胃肠蠕动减慢,易发生腹胀。如有腹胀时应禁食,并给予静脉补液,必要时行胃肠减压。如长时间卧床,应限制食用含钙高的食物,预防泌尿系统结石。

(三)维持正常体温

颈脊髓损伤患者由于自主神经系统功能紊乱,丧失对外界环境温度的调节和适应能力,常出现体温高热达 40 ℃以上或体温不升,应密切注意体温的变化。高热时一般采取物理降温,如用空调调节室温、减少盖被、冰敷、乙醇擦浴、温水擦浴、冰水灌肠等方法降低体温,同时使用抗生素治疗并发症;体温不升时,给予毛毯、棉被、热水袋保暖,热水袋应用布袋包好,以防烫伤皮肤。

(四)保护脊髓功能,防止再损伤

(1)患者应卧硬板床,保持脊柱的平直。颈椎损伤使用沙袋固定头部。

(2)协助颈脊髓损伤患者翻身时,1人固定颈部,其余两人分站患者两侧,保持轴线滚动,防止脊柱扭曲。

(3)颈椎损伤时,立即做颅骨牵引,固定颈椎,防止脊髓损伤加重。应保持有效的牵引,牵引重量不能随意增减,牵引针眼每天消毒2次。

(4)按医嘱给予脱水剂及糖皮质激素(如甲泼尼龙),以减轻组织水肿。

(五)并发症的预防

1.预防肺部并发症

(1)定时翻身,拍背,鼓励患者深呼吸及咳嗽。练习深呼吸可采取吹气球或吹气泡等方法,有效咳嗽的方法是:深吸气,在呼气2/3时咳嗽,反复进行,使痰液咳出。

(2)每天1~2次雾化吸入,以利于排痰。

(3)注意保暖,防止受凉而诱发呼吸道感染。

(4)对颈髓损伤高位截瘫患者可早期行气管切开,减少肺部并发症的发生。对气管切开的患者,应注意保持气管通畅,定时消毒更换内套管,严格遵守无菌原则,预防感染。

(5)保持口腔清洁,每天2次口腔护理。

2.预防泌尿系统感染

脊髓损伤后,患者排尿功能紊乱或丧失,表现为尿潴留或尿失禁。

(1)对排尿异常的患者,可留置导尿管。应每周更换导尿管,每天更换引流袋,注意严格遵守无菌操作原则。

(2)妥善固定导尿管,保持引流通畅。引流管及引流袋不可高于耻骨水平,引流管应从两腿之间通过,注意引流管切不可从身上跨过,防止逆行感染。翻身前,先夹管再翻身,以防尿液逆流。

(3)保持会阴部清洁,每天2次清洁消毒尿道口;鼓励患者多饮水,每天饮水量不少于3 000 mL,使每天尿量保持在1 500 mL以上,预防泌尿系统感染和结石形成。

(4)每天可用1∶5 000呋喃西林溶液500 mL进行膀胱冲洗1~2次,可清除膀胱内沉渣,防止导尿管堵塞,预防感染。

(5)预防性使用抗生素、交替服用碱性及酸性药物,预防泌尿系统感染的发生。

(6)训练膀胱功能:导尿管夹管,每3~4小时开放1次,以避免膀胱痉挛及感染。拔除导尿管后,每2~3小时按摩膀胱1次,可由轻到重从下腹部慢慢向下推按,挤压膀胱,直至膀胱内尿液全部排出,以协助排尿及训练膀胱的反射排尿功能。

(7)勤翻身,加强功能锻炼,防止骨质脱钙,预防泌尿系统结石的形成。

3.预防压疮

脊髓损伤患者由于损伤平面以下皮肤感觉丧失,神经营养功能差,极易发生压疮。

(1)勤翻身,每2~3小时翻身1次,避免局部皮肤长时间受压。要按摩受压皮肤,按摩时可加用少量樟脑乙醇以促进局部血液循环,动作应轻柔。

(2)保护骨突处,如脑后、肩胛部、骶尾部、大转子、足跟等部位易发生压疮,可放置气垫、水垫或棉圈等用具加以保护。

(3)保持床单清洁平整,床垫软硬适度。使用便盆时避免托、拉、拽,防止损伤皮肤。

(4)已发生压疮者,应切除坏死组织,定时更换敷料,必要时可植皮。

4.便秘

(1)合理安排饮食:多进食富含纤维素的食物,如蔬菜、水果及粗粮,多饮水,以刺激肠蠕动,防止大便干结。

(2)训练每天定时排便,可顺结肠走向,由右侧向上向左再向下进行腹部环形按摩,以促进肠蠕动,促进排便。

(3)给予缓泻剂如麻仁丸、番泻叶等,或使用开塞露等导泻。

(4)必要时给予灌肠。

(六)功能锻炼

截瘫患者非常容易发生肌肉萎缩、关节僵硬或足下垂等畸形,要指导患者进行功能锻炼。其方法包括已瘫痪与未瘫痪的肌肉和关节的活动。

(1)进行瘫痪肢体的被动运动:髋关节练习伸直、外展活动,防止发生屈曲、内收、内旋畸形。膝关节练习伸屈活动,防止膝关节强直。踝关节练习背屈活动,防止发生足下垂,影响行走功能。以上功能锻炼应每天3~4次,每次15~20分钟。

(2)进行肌肉按摩,促进血液循环,有利于功能恢复。

(3)进行健肢的主动运动:可用哑铃或拉弹簧锻炼上肢和胸背部肌肉。

(4)病情允许时在床上练习坐起,逐渐过渡到借用辅助工具下地站立、行走。指导患者独立完成翻身,穿脱衣裤,自己放便器大小便等。通过锻炼使患者逐渐恢复生活自理能力。

(七)心理护理

脊柱骨折合并脊髓损伤患者由于发生肢体功能障碍或瘫痪,丧失生活工作能力,给患者及家属造成心理和生活上的沉重负担。患者常表现为绝望、焦虑、恐惧或愤怒等心理反应。因此,要多与患者沟通,注意观察患者的心理反应,给予患者心理支持和心理疏导,逐步地向患者解释病情,使其面对现实,配合治疗和护理,争取有最好的功能恢复结果。同时要鼓励患者家属及朋友多关心及照顾患者,使患者树立对生活的信心。

七、健康指导

(一)康复锻炼

有条件者转入社区康复中心进行康复治疗。坚持进行功能锻炼,预防失用性肌萎缩及关节僵直,提高生活质量。

(二)复查

行内固定术后1个月、3个月、6个月后复查,检查内固定有无松动移位、骨折愈合及神经恢复情况。

第六章

妇科护理

第一节　阴　道　炎

一、概述

(一)定义

1.滴虫阴道炎

滴虫阴道炎是由阴道毛滴虫引起的常见阴道炎症,也是常见的性传播疾病。约60%的患者合并有细菌性阴道病。

2.外阴阴道假丝酵母病

外阴阴道假丝酵母病是由假丝酵母引起的常见外阴阴道炎症。国外资料显示,约75%的妇女一生中至少患过1次阴道假丝酵母病,45%的妇女经历过2次或2次以上的发病。

3.细菌性阴道病

细菌性阴道病为阴道内正常菌群失调所致的一种混合感染,但临床及病理特征无炎症改变。

4.萎缩性阴道炎

常见于自然绝经或人工绝经后妇女,也可见于产后闭经或药物假绝经治疗的妇女。

(二)主要发病机制

1.滴虫阴道炎

病原体为阴道毛滴虫,滴虫寄生在阴道皱襞及腺体中,月经后pH为5.2~

6.6,使隐藏的滴虫得以生长繁殖,引起炎症发作;同时滴虫能消耗氧或吞噬阴道上皮细胞内的糖原,阻碍乳酸生成,致阴道 pH 升高,同时使阴道成为厌氧环境,致厌氧菌繁殖,约 60% 的患者合并细菌性阴道病。性交直接传播是主要的传播方式,也可间接传播。

2.外阴阴道假丝酵母病(VVC)

病原体为假丝酵母,属机会致病菌,当阴道 pH 为 4.0~4.7 时,易诱发感染(内源性)。10%~20% 的非孕妇女及 30% 的孕妇阴道中有此菌寄生,但菌量极少,并不引起症状。

3.细菌性阴道病(BV)

本病由阴道内乳杆菌减少、加德拉杆菌及厌氧菌等增加所致的内源性混合感染。促使阴道菌群发生变化的原因不清,推测可能与频繁性交、多个性伴侣或阴道灌洗使阴道环境碱化有关。

4.萎缩性阴道炎

本病为雌激素水平降低、局部抵抗力下降引起的以需氧菌感染为主的炎症。

(三)引起不孕的机制

(1)阴道炎时,阴道内 pH 改变、诱发生成一氧化氮、促进大量抗精子抗体生成,均不利于精子成活,影响精子存活率、活动力、穿透力和降低受孕能力。

(2)阴道感染可使流产率增加,反复性流产与女性沙眼衣原体、解脲支原体、单纯疱疹病毒、巨细胞病毒(CMV)、鼠弓形体等感染有关。

(3)性传播疾病:通过不同的机制引起女性生殖功能障碍,并通过胎盘屏障垂直传播感染胎儿造成子代先天性感染和畸形。

(四)治疗原则

1.滴虫阴道炎

切断传染途径,杀灭阴道毛滴虫,恢复阴道正常酸碱度,保持阴道自净功能。需全身用药、局部用药,强调性伴侣治疗。

2.外阴阴道假丝酵母病

消除诱因,根据病情选择局部或全身应用抗真菌药物。

3.细菌性阴道病

主要采用针对厌氧菌的治疗。

4.萎缩性阴道炎

补充雌激素,增加阴道抵抗力,抑制细菌生长。

二、护理评估

(一)健康史

1.一般资料

年龄、月经史、婚育史,是否处在妊娠期。

2.既往疾病史

是否患有糖尿病,有无卵巢手术史或盆腔放射治疗史。

3.特殊治疗史

是否使用雌激素、免疫抑制剂或长期应用抗生素等。

4.阴道炎病史

既往有无阴道炎、曾做过何种检查、治疗经过及效果;本次症状出现与月经周期的关系。

5.个人生活史

了解个人卫生习惯。

(二)生理状况

1.症状

(1)滴虫阴道炎:阴道分泌物增多,呈稀薄脓性、黄绿色、泡沫状、有臭味,当混合有其他细菌感染时,白带可呈黄绿色;阴道口及外阴瘙痒;尿频、尿痛,有时可见血尿;不孕(阴道毛滴虫能吞噬精子,影响精子在阴道内存活)。

(2)外阴阴道假丝酵母病:外阴瘙痒、灼痛、性交痛及尿痛;阴道分泌物增多,白色稠厚,呈凝乳或豆腐渣样。

(3)细菌性阴道病:10%~40%的患者无临床症状。有症状者主要表现为阴道分泌物增多,呈灰白色、匀质、稀薄,常黏附于阴道壁,但黏度很低,容易从阴道壁拭去,有鱼腥臭味;轻度外阴瘙痒或烧灼感。

(4)萎缩性阴道炎:阴道分泌物增多,稀薄,呈淡黄色,感染严重者呈脓血性白带;外阴瘙痒、灼热感;伴性交痛。

2.体征

(1)滴虫阴道炎:检查见阴道黏膜充血,严重者有散在出血点,形成"草莓样"宫颈。

(2)外阴阴道假丝酵母病:检查见外阴红斑、水肿,常伴有抓痕,严重者可见皮肤皲裂、表皮脱落;阴道黏膜红肿,小阴唇内侧及阴道黏膜附有白色块状物,擦去后见黏膜红肿,急性期还可见到糜烂或浅表溃疡。

（3）细菌性阴道病：检查见阴道黏膜无充血的炎性改变。

（4）萎缩性阴道炎：检查见阴道呈萎缩性改变，上皮皱襞消失、萎缩、菲薄；阴道黏膜充血，有散在小出血点和点状出血斑，有时可见表浅溃疡。

3.辅助检查

（1）滴虫阴道炎：阴道分泌物湿片法，镜下见到活动的阴道毛滴虫。

（2）外阴阴道假丝酵母病：阴道分泌物检查，发现假丝酵母的芽孢或假菌丝。

（3）细菌性阴道病：线索细胞阳性；阴道 pH＞4.5（通常为 4.7～5.7，多为 5.0～5.5）；胺臭味试验阳性。

（4）萎缩性阴道炎：阴道分泌物检查镜下见大量基底细胞及白细胞而无滴虫及假丝酵母。

（三）高危因素

1.滴虫阴道炎

不良性行为；不良卫生习惯。

2.外阴阴道假丝酵母病

常见发病诱因有妊娠、糖尿病、大量应用免疫抑制剂及广谱抗生素。

3.细菌性阴道病

频繁性交、多个性伴侣或阴道灌洗。

4.萎缩性阴道炎

绝经、卵巢手术、盆腔放射治疗、药物性闭经。

（四）心理-社会因素

1.对健康问题的感受

是否认为此病是"小问题"，不予重视而延误治疗。

2.对疾病的反应

是否因与"性"相关而羞于就诊；是否因疾病反复发作或久治不愈而产生心理压力，出现焦虑和抑郁症状。

3.家庭、社会及经济状况

是否存在性伴侣同时治疗的障碍。

三、护理措施

（一）一般护理

妇科常规护理。

(二)症状护理

1.阴道分泌物增多

观察阴道分泌物颜色、性状、气味及量,选择合适的药液进行阴道冲洗。滴虫性阴道炎、细菌性阴道病及萎缩性阴道炎,选用 1％乳酸液或 0.1％～0.5％醋酸液,增加阴道酸度;阴道假丝酵母病选碱性溶液。在不清楚阴道炎的种类时,不可滥用冲洗液,指导患者勤换会阴垫及内裤,保持外阴清洁干燥。

2.外阴瘙痒与灼痛

嘱患者尽量避免搔抓,防止外阴部皮肤破损,炎症急性期减少活动,避免摩擦外阴。

(三)用药护理

1.明确阴道炎的类型

遵医嘱用药,选择合适的用药方法及时间。

(1)滴虫阴道炎:主要药物为甲硝唑及替硝唑。方法:全身用药。初次治疗可选择甲硝唑或替硝唑 2 g,单次口服;或甲硝唑 400 mg,每天 2 次,连服 7 天。口服药物的治愈率为 90％～95％。对妊娠期阴道炎患者,为防止新生儿呼吸道和生殖道感染,可应用甲硝唑 2 g 顿服,或甲硝唑 400 mg,每天 2 次,连服 7 天。

(2)外阴阴道假丝酵母病(VVC):主要药物为抗真菌药,唑类药物的疗效高于制霉菌素。全身用药和局部用药疗效相似。局部用药:可选用咪康唑栓剂,每晚 1 粒(200 mg),连用 7 天;或每晚 1 粒(400 mg),连用 3 天;或每晚 1 粒(1 200 mg),单次用药。全身用药:对不能耐受局部用药者、未婚妇女及不愿意采用局部用药者可选用口服药物。常用药物:氟康唑 150 mg,顿服。妊娠合并VVC 者,以局部治疗为主,以 7 天疗程最佳,禁服唑类药物。

(3)细菌性阴道病(BV):选用抗厌氧菌药物,首选甲硝唑。全身用药:甲硝唑 400 mg,口服,每天 2～3 次,连服 7 天。局部用药:含甲硝唑栓剂 200 mg,每晚 1 次,连用 7 天。

(4)萎缩性阴道炎:补充雌激素:雌三醇软膏局部涂抹,每天 1～2 次,连用14 天。抑制细菌生长:诺氟沙星 100 mg,放于阴道深部,每天 1 次,7～10 天为1 个疗程。可选用中药,如保妇康栓。

2.用药指导

(1)教会患者阴道用药的正确方法,对不能自理者,协助用药。

(2)告知患者口服甲硝唑期间及停药 24 小时内、替硝唑用药期间及停药

72 小时内,禁止饮酒;哺乳期间用药,应暂停哺乳。

(3)乳癌或子宫内膜癌患者慎用雌激素制剂。

3.用药观察

出现不良反应,立即停药并通知医师。常见药物不良反应如下。

(1)胃肠道反应:如食欲减退、恶心、呕吐。

(2)双硫仑样反应:又称"戒酒硫样反应",主要是使用头孢菌素类抗生素,包括头孢哌酮、头孢曲松、头孢噻肟等及甲硝唑、酮康唑等药物后,如果喝酒,可出现胸闷胸痛、心慌气短、面部潮红、头痛头晕、腹痛恶心等一系列症状。

(3)药物变态反应:包括局部皮肤症状和全身症状。

(4)偶见头痛、皮疹、白细胞计数减少等。

(四)心理护理

(1)向患者解释疾病与健康的问题,说明"小病"早治,可防"大病",引导患者重视问题并轻松面对。

(2)加强疾病知识宣传,引导患者规范治疗;对卵巢切除、放射治疗的患者给予安慰,告知雌激素替代治疗可缓解内分泌的失衡,减轻因疾病带来的烦恼,消除心理压力,增强治疗疾病的信心。

(3)与家属沟通,让其多关心患者,包括说服其性伴侣同时治疗。

四、健康指导

(一)宣教

向患者讲解阴道炎的疾病知识,告知按医嘱正规彻底治疗的重要性,指导患者掌握用药方法,按疗程坚持治疗。

(二)指导患者配合检查

嘱取分泌物前 24～48 小时内避免性生活、阴道灌洗或局部用药。

(三)个人卫生及生活指导

指导患者加强自我护理,保持外阴清洁、干燥,勤换内裤,积极锻炼身体,增加机体抵抗力。告知患者滴虫阴道炎复发多为重复感染,故换下的内裤及洗涤用的毛巾应煮沸 5～10 分钟以消灭病原体。

(四)性卫生及性伴侣治疗指导

(1)滴虫阴道炎主要由性行为传播,性伴侣要同时治疗,并告知患者及其性伴侣治愈前应避免无保护性交。

(2)外阴阴道假丝酵母病约 15％的男性与女性患者接触后患病,对有症状的男性应进行检查和治疗,预防女性重复感染。

(3)细菌性阴道病虽与有多个性伴有关,但对性伴侣的治疗并未改善治疗效果及降低复发,因此不做常规治疗。

(五)随访指导

(1)性活跃的滴虫阴道炎患者,在最初感染 3 个月后应重新进行筛查。

(2)外阴阴道假丝酵母病患者,若症状持续存在或诊断后 2 个月内复发,需再次复诊;对复发性 VVC 在治疗结束后 7～14 天、1 个月、3 个月和 6 个月各随访 1 次,3 个月及 6 个月时建议同时进行真菌培养。

(3)细菌性阴道病患者,治疗后无症状者无须常规随访,但对妊娠合并 BV 者需要随访治疗效果。

五、注意事项

(1)病史收集一定要全面,以便全面评估疾病可能的感染途径。

(2)对有明显诱因的阴道炎,应了解医师的治疗方案,积极配合消除诱因,包括治疗糖尿病,及时停用广谱抗生素、雌激素及类固醇皮质激素等,完成相关护理。

(3)对妊娠合并阴道炎患者的用药应高度关注,若为妊娠合并滴虫阴道炎,在应用甲硝唑等药物治疗时,应了解是否已取得患者和家属的知情同意;若为妊娠合并外阴阴道假丝酵母病的患者,应禁用甲硝唑类药物。

(4)对复发性外阴阴道假丝酵母病实施治疗前,应查看有无真菌培养确诊结果,治疗期间应关注定期复查监测疗效,密切观察药物不良反应,一旦发现不良反应,立即通知医师,确定是否停药。

(5)滴虫阴道炎可合并其他性传播疾病,治疗及护理中应注意患者有无其他性传播疾病,做好相应的防护。

第二节 子宫颈炎

一、概述

(一)定义

子宫颈炎是指子宫颈发生的急性或慢性炎症,是妇科常见疾病之一,包括宫颈阴道部炎症及宫颈管黏膜炎症。临床上分为急性子宫颈炎和慢性子宫颈炎。临床多见的子宫颈炎是急性子宫颈管黏膜炎,若急性子宫颈炎未经及时诊治或病原体持续存在,可导致慢性子宫颈炎症。

(二)主要发病机制

(1)由于宫颈管黏膜上皮为单层柱状上皮,抗感染能力较差,当遇到多种病原体侵袭、物理化学因素刺激、机械性子宫颈损伤、子宫颈异物等,引起子宫颈局部充血、水肿,上皮变性、坏死,黏膜、黏膜下组织、腺体周围大量中性粒细胞浸润,或子宫颈间质内有大量淋巴细胞、浆细胞等慢性炎细胞浸润,可伴有子宫颈腺上皮及间质增生和鳞状上皮化生。因子宫颈阴道部鳞状上皮与阴道鳞状上皮相延续,亦可由阴道炎症引起宫颈阴道部炎症。

(2)病原体种类:①性传播疾病的病原体,主要是淋病奈瑟菌及沙眼衣原体。②内源性病原体,与细菌性阴道病病原体、生殖道支原体感染有关。

(三)引起不孕的机制

1.宫颈炎症
造成局部内环境的变化,影响精子穿过及存活,降低受孕机会。

2.宫颈糜烂
长期的阴道出血会影响机体的防御机制,易导致胎膜感染,使胎膜过早破裂,最终造成难免流产。

(四)治疗原则

1.急性宫颈炎
急性宫颈炎主要为抗生素药物治疗。可根据不同情况采用经验性抗生素治疗及针对病原体的抗生素治疗。

2.慢性宫颈炎
慢性宫颈炎则不同病变采用不同治疗方法。以局部治疗为主,方法有物理治疗、药物治疗、手术治疗。对表现为糜烂样改变者,若为无症状的生理性柱状上皮异位,无须处理。

二、护理评估

(一)健康史

1.一般资料
年龄、月经史、婚育史,是否处在妊娠期。

2.既往疾病史

详细了解有无阴道炎、性传播疾病及子宫颈炎症的病史,包括发病时间、病程经过、治疗方法及效果。

3.既往手术史

详细询问分娩手术史,了解阴道分娩时有无宫颈裂伤;是否做过妇科阴道手术操作及有无宫颈损伤、感染史。

4.个人生活史

了解个人卫生习惯,分析可能的感染途径。

(二)生理状况

1.症状

(1)急性子宫颈炎:阴道分泌物增多,呈黏液脓性,阴道分泌物的刺激可引起外阴瘙痒及灼热感;可出现月经间期出血、性交后出血等症状;常伴有尿道症状,如尿急、尿频、尿痛。

(2)慢性子宫颈炎:患者多无症状,少数患者可有阴道分泌物增多,呈淡黄色或脓性,偶有接触性出血、月经间期出血,偶有分泌物刺激引起外阴瘙痒或不适。

2.体征

(1)急性子宫颈炎:检查见脓性或黏液性分泌物从子宫颈管流出;用棉拭子擦拭子宫颈管时,容易诱发子宫颈管内出血。

(2)慢性子宫颈炎:检查可见宫颈呈糜烂样改变,或有黄色分泌物覆盖子宫颈口或从宫颈管流出,也可见子宫颈息肉或子宫颈肥大。

3.辅助检查

(1)实验室检查:分泌物涂片做革兰氏染色,中性粒细胞>30/高倍视野;阴道分泌物湿片检查白细胞>10/高倍视野;做淋菌奈瑟菌及沙眼衣原体检测,以明确病原体。

(2)宫腔镜检查:镜下可见血管充血,宫颈黏膜及黏膜下组织、腺体周围大量中性粒细胞浸润,腺腔内可见脓性分泌物。

(3)宫颈细胞学检查:宫颈刮片、宫颈管吸片,与宫颈上皮瘤样病变或早期宫颈癌相鉴别。

(4)阴道镜及活组织检查:必要时进行,以明确诊断。

(三)高危因素

(1)性传播疾病,年龄<25岁,多位性伴侣或新性伴侣且为无保护性交。

(2)细菌性阴道病。

(3)分娩、流产或手术致子宫颈损伤。

(4)卫生不良或雌激素缺乏,局部抗感染能力差。

(四)心理-社会因素

1.对健康问题的感受

是否存在因无明显症状,而不重视或延误治疗。

2.对疾病的反应

是否因病变在宫颈,又涉及生殖器官与性,而不愿及时就诊;或因阴道分泌物增多引起不适;或治疗效果不明显而烦躁不安;或遇有白带带血或接触性出血时,担心疾病的严重程度,疑有癌变而恐惧、焦虑。

3.家庭、社会及经济状况

家人对患者是否关心;家庭经济状况及是否有医疗保险。

三、护理措施

(一)一般护理

妇科常规护理。

(二)症状护理

同"阴道炎"的护理。

(三)用药护理

药物治疗主要用于急性子宫颈炎。

1.遵医嘱用药

选择合适的用药方法及时间。

(1)经验性抗生素治疗:在未获得病原体检测结果前,采用针对衣原体的经验性抗生素治疗,阿奇霉素 1 g,单次顿服,或多西环素 100 mg,每天 2 次,连服 7 天。

(2)针对病原体的抗生素治疗:临床上除选用抗淋病奈瑟菌的药物外,同时应用抗衣原体感染的药物。对于单纯急性淋病奈瑟菌性子宫颈炎,常用药物有头孢菌素,如头孢曲松钠 250 mg,单次肌内注射,或头孢克肟 400 mg,单次口服等;对沙眼衣原体所致子宫颈炎,治疗药物有四环素类,如多西环素 100 mg,每天 2 次,连服 7 天。

2.用药观察

注意观察药物的不良反应,若出现不良反应,立即停药并通知医师。

3.用药注意事项

注意药物的半衰期及有效作用时间;注意药物的配伍禁忌;抗生素应现配现用。

4.用药指导

若病原体为沙眼衣原体及淋病奈瑟菌,应对性伴侣进行相应的检查和治疗。

(四)物理治疗及手术治疗的护理

(1)慢性子宫颈炎:应根据不同病变采用不同的治疗方法。①宫颈糜烂样改变:若为无症状的生理性柱状上皮异位,无须处理;对伴有分泌物增多、乳头状增生或接触性出血,可给予局部物理治疗,包括激光、冷冻、微波等,也可以给予中药作为物理治疗前后的辅助治疗。②慢性子宫颈黏膜炎:针对病因给予治疗,若病原体不清可试用物理治疗,方法同上。③子宫颈息肉:配合医师行息肉摘除术。④子宫颈肥大:一般无须治疗。

(2)物理治疗的护理操作及配合,按照设备使用说明书及操作规程进行。

(3)物理治疗后应详细向患者说明注意事项。

(五)心理护理

(1)加强疾病知识宣传,引导患者正确认识疾病,及时就诊,接受规范治疗。

(2)向患者解释疾病与健康的问题,鼓励患者表达自己的想法。对病程长、迁延不愈的患者,给予关心和耐心解说,告知疾病的过程及防治措施;对病理检查发现宫颈上皮有异常增生的病例,告知通过密切监测,坚持治疗,可阻断癌变途径,以缓解焦虑心理,增加治疗的信心。

(3)与家属沟通,让其多关心患者,支持患者,坚持治疗,促进康复。

四、健康指导

(1)向患者讲解子宫颈炎的疾病知识,告知及时就诊和规范治疗的重要性。

(2)个人卫生指导:嘱患者保持外阴清洁,每天清洗外阴2次,养成良好的卫生习惯,尤其是经期、孕产期及产褥期卫生,避免感染发生。

(3)随访指导:告知患者,物理治疗后有分泌物增多,甚至有多量水样排液,在术后1～2周脱痂时可有少量出血,是创面愈合的过程,不必来诊;如出血量多于月经量则需到医院就诊处理;在物理治疗后2个月内禁止性生活、盆浴和阴道冲洗;治疗后经过2个月经周期,于月经干净后3～7天来院复查,评价治疗效果,效果欠佳者可进行第二次治疗。

(4)体检指导:坚持每1～2年做1次体检,及早发现异常,及早治疗。

五、注意事项

(1)物理治疗的注意事项:①治疗前,应常规做宫颈刮片行细胞学检查。②在急性生殖器炎症期不做物理治疗。③治疗时间应选在月经干净后3～7天内进行。④物理治疗后可出现阴道分泌物增多,甚至有大量水样排液,在术后1～2周脱痂时可有少许出血。⑤应告知患者,创面完全愈合时间为4～8周,期间禁盆浴、性交和阴道冲洗。⑥物理治疗有引起术后出血、宫颈管狭窄、感染的可能,应定期复查,观察创面愈合情况直到痊愈,同时检查有无宫颈管狭窄。

(2)配合医师行息肉摘除术时,取下组织应及时送病理检查。

第三节　功能失调性子宫出血

一、概述

(一)定义

功能失调性子宫出血(DUB)简称功血,是指由生殖内分泌轴功能紊乱造成的异常子宫出血。功血分为无排卵性和排卵性两大类。分别称为无排卵性功能失调性子宫出血和排卵性月经失调。功血是一种常见的妇科疾病,可发生于月经初潮到绝经期的任何年龄,其中无排卵性功血约为85‰。

(二)主要发病机制

1.无排卵性功能失调性子宫出血

当机体受内部和外界各种因素影响时,可通过大脑皮质和中枢神经系统引起下丘脑-垂体-卵巢轴功能调节或靶细胞效应异常而导致月经失调。①青春期功血:由于下丘脑-垂体-卵巢轴调节功能尚未健全而发生。②绝经过渡期功血:由于卵巢功能不断衰退,卵巢对垂体促性腺激素的反应低下,卵泡发育受阻而不能排卵。③各种原因引起的无排卵均可导致子宫内膜受单一雌激素刺激且无孕酮对抗而发生雌激素突破性出血或撤退性出血。④与子宫内膜出血自限机制缺陷有关。

2.排卵性月经失调

(1)因子宫内膜纤溶酶活性过高或前列腺素血管舒缩因子分泌比例失调,或因为分泌期子宫内膜雌激素受体(ER)、孕激素受体(PR)高于正常致月经过多。

(2)因黄体功能异常或排卵前后激素水平波动致月经周期间出血。

(三)治疗原则

功血的一线治疗是药物治疗。青春期及生育年龄无排卵性功血患者以止血、调整周期、促排卵为主;绝经过渡期患者以止血、调整周期、减少经量、防止子宫内膜病变为原则。

二、护理评估

(一)健康史

1.一般资料

年龄、月经史(包括月经周期、经期及经量变化、有无痛经等)、婚育史,若为育龄妇女应询问避孕措施。

2.既往疾病史

全身及生殖系统相关疾病,如肝脏疾病、血液病、高血压、代谢性疾病等。

3.特殊治疗史

是否使用过激素类药物。

4.现病史

详细了解本次异常子宫出血的类型、发病时间、病程经过、流血前有无停经史及以往治疗经过。

(二)生理状况

1.症状

子宫不规则出血及贫血。特点是月经周期紊乱、经期长短不一、经量不定甚至大出血。根据出血特点分为几种类型。①月经过多:周期规则,但经量过多(>80 mL)或经期延长(>7 天)。②子宫不规则出血过多:周期不规则,经期延长,经量过多。③月经过频:月经频发,正常周期缩短,<21 天。

2.体征

肥胖或消瘦;体格检查常有贫血、甲状腺功能减退症(甲减)、甲亢、多囊卵巢综合征及出血性疾病的阳性体征;妇科检查见出血来自宫颈管内。

3.辅助检查

(1)实验室检查:①血常规检查确定有无贫血及血小板减少;②凝血功能检查,包括凝血酶原时间、部分促凝血酶原时间、血小板计数、出凝血时间等,排除凝血和出血功能障碍性疾病;③尿妊娠试验或人绒毛膜促性腺激素(HCG)检测,排除妊娠及妊娠相关性疾病;④血清性激素测定,适时测定孕酮水平,以确定有无排卵及黄体功能。

(2)盆腔 B 型超声检查:了解子宫内膜的厚度及回声,以明确有无宫腔占位性病变及其他生殖道器质性疾病。

(3)基础体温测定(BBT):不仅有助于判断有无排卵,还可提示黄体功能不足(体温升高天数≤11 天)、子宫内膜不规则脱落(高相期体温下降缓慢伴经期出血)。当基础体温呈双相,月经间期出现不规则出血时,可了解出血是否在卵泡期、排卵期或黄体期。基础体温呈单相型,提示无排卵。

(4)诊断性刮宫:目的是止血和明确子宫内膜病理学诊断。

(5)子宫内膜活组织检查:判断子宫内膜增生类型,排除子宫内膜器质性病变。

(6)宫腔镜检查:在宫腔镜直视下,直接观察子宫内膜情况,选择病变区进行活检,可诊断各种宫腔内病变。

(三)高危因素

1.体质情况

营养失调、代谢紊乱致肥胖或消瘦。

2.精神行为

精神紧张、情绪打击、过度劳累、酗酒及环境改变等引起神经内分泌调节功能紊乱。

3.全身或生殖系统疾病

肝病、血液病、糖尿病、甲亢或甲减、贫血、多囊卵巢综合征等。

4.遗传与发育问题

淋巴结、甲状腺、乳房、卵巢发育不良。

5.药物影响

服用干扰排卵的药物或抗凝药物。

(四)心理-社会因素

1.对健康问题的感受

是否存在因害羞或其他顾虑而不及时就诊。

2.对疾病的反应

担心疾病严重程度,疑有肿瘤而焦虑、不安、恐惧。

3.家庭、社会及经济状况

随着病程延长并发感染或止血效果不佳,大量出血更容易产生恐惧和焦虑,影响身心健康和工作学习。

三、护理措施

(一)一般护理

妇科常规护理。

(二)症状护理

1.贫血

患者需要保证充足的睡眠和休息,避免过度疲劳和剧烈运动,出血量较多者应卧床休息,加强营养,补充铁剂,严重者需输血。

2.子宫出血

监测生命体征变化,一旦出现出冷汗、发绀、少尿等休克表现,立即让患者取平卧位、吸氧、保暖,迅速建立静脉通道,做好输血前准备(抽血送化验室进行交叉配血试验);遵医嘱输血、输液,控制好输注速度;尽快做好手术止血准备,如刮宫前消毒及手术器械准备;嘱患者出血期间注意休息,保留会阴垫以便准确估计出血量,保持会阴部清洁、干燥,预防感染。

(三)用药护理

1.遵医嘱使用药物

根据功血的类别、患者的情况及出血的特点,遵医嘱正确使用药物。

(1)雌孕激素联合用药:常用第三代口服避孕药。如去氧孕烯炔雌醇片、复方孕二烯酮片或炔雌醇环丙孕酮片,每次 1～2 片,每 8～12 小时 1 次,血止 3 天后逐渐减量至每天 1 片,维持至 21 天周期结束。止血效果优于单一用药。若用于调整月经周期,则从撤药性出血第 5 天开始,每天 1 片,连用 21 天,1 周为撤药性出血间隔,连续 3 个周期为 1 个疗程,病情反复者,酌情延至 6 个周期。

(2)单纯雌激素:应用大量雌激素可迅速促进子宫内膜生长,短期内修复创面而止血,适用于急性大量出血时。常用药物有苯甲酸雌二醇、结合雌激素(针剂)。苯甲酸雌二醇:初剂量 3～4 mg/d,分 2～3 次肌内注射。若出血明显减少,则维持;若出血未见减少,则加量。结合雌激素(针剂):25 mg 静脉注射,可 4～6 小时重复 1 次,一般用药 2～3 次,次日应给予口服结合雌激素(片剂)3.75～7.5 mg/d,并按每 3 天减量 1/3 逐渐减量。

（3）单纯孕激素：也称"子宫内膜脱落法"或"药物刮宫"，停药后短期内即有撤退性出血。适用于体内已有一定雌激素水平、血红蛋白水平＞80 g/L、生命体征稳定的患者。合成孕激素分两类，常用 17α-羟孕酮衍生物（甲羟孕酮、甲地孕酮）和 19-去甲基睾酮衍生物（炔诺酮等）。以炔诺酮为例，首剂量 5 mg，每 8 小时 1 次，2～3 天止血后每隔 3 天递减 1/3 量，直至维持量每天 2.5～5.0 mg，持续用至血止后 21 天停药，停药后 3～7 天发生撤药性出血。也可用左炔诺酮 1.5～2.25 mg/d，血止后按同样原则减量。

（4）雌孕激素序贯疗法：又称人工周期，即模拟自然月经周期中卵巢的内分泌化，序贯应用雌、孕激素，使子宫内膜发生相应变化，引起周期性脱落。适用于青春期生育年龄功血内源性雌激素水平较低患者。应于性激素止血后调整月经周期。从撤药性出血第 5 天开始，生理替代全量为妊马雌酮 1.25 mg 或戊酸雌二醇 2 mg，口服，每晚 1 次，连用 21 天，于服药的第 11 天起加用醋酸甲羟孕酮，每天 10 mg，连用 10 天。连续 3 个周期为 1 个疗程。若正常月经仍未建立，应重复上述序贯疗法。

（5）促排卵药物：功血患者经上述周期调整药物治疗几个疗程后，部分患者可恢复自发排卵。青春期一般不提倡使用促排卵药，有生育要求的无排卵不孕患者，可针对病因采取促排卵。常用药物有氯米芬（CC）、人绒毛膜促性腺激素（HCG）、人绝经期促性腺激素（HMG）、促性腺激素释放激素（GnRHa）。

（6）辅助治疗：氨甲环酸 1 g，2～3 次/天，或酚磺乙胺、维生素 K；丙酸睾酮，对抗雌激素；补充凝血因子，矫正凝血功能；给予铁剂或叶酸，矫正贫血；应用抗生素，预防感染。

2.用药观察

用药期间应仔细观察患者阴道流血情况，判断用药效果。

（四）手术护理

1.了解手术指征

（1）诊断性刮宫术：适用于病程长的已婚育龄期妇女或围绝经期妇女，未婚者不宜选用；急性大出血或存在子宫内膜癌高危因素的功血患者。

（2）子宫内膜切除术：适用于经量多的绝经过渡期功血和经激素治疗无效且有生育要求的生育期功血。

（3）子宫切除术：药物治疗效果不佳，在了解所有治疗功血可行方法后，患者和家属知情选择，接受子宫切除。

2.手术前准备及手术后护理

见本章相关内容。

(五)心理护理

(1)鼓励患者表达内心感受,耐心倾听,针对性解释疾病与健康的问题。

(2)及时提供更多疾病相关信息,使患者摆脱焦虑,树立信心;使用放松技术,如看电视、听音乐等分散注意力,调整情绪。

(3)与家属沟通,让其多关心患者,尤其对不孕患者,更要鼓励患者放松思想,减少精神压力,提供心理支持。

四、健康指导

(1)向患者讲解"功血"的病因、治疗方法及效果,告知及时就诊和规范治疗的重要性。

(2)用药指导:对应用性激素药物的患者,告知服药期间不得漏服及随意停药,否则会出现不规则出血,影响治疗效果。

(3)性生活指导:告知患者在出血期间要避免性生活。

(4)饮食指导:指导患者加强营养,按照患者的饮食习惯,制订适合于个人的饮食计划,推荐含铁较多的食物,如猪肝、豆角、蛋黄、胡萝卜、葡萄干等,保证患者获得足够的营养。

(5)随访指导:对应用人工周期及雌孕激素合并应用调整月经周期的患者,应教会其服药的方法及注意事项,有条件可进行追踪随访,告知患者,若服药期间出现不规则阴道流血应及时就诊。

五、注意事项

(一)用药注意事项

(1)准时准量给药,保证药物在体内的稳态浓度,不得随意停服和漏服,避免因药量不足致撤退性出血。

(2)围绝经期妇女激素治疗前需刮宫以排除内膜病变。

(3)所有雌激素疗法在血红蛋白增加至 90 g/L 以上后均必须加用孕激素撤退。

(4)有血液高凝或血栓性疾病病史的患者,应禁用大剂量雌激素止血。

(5)应用口服性激素的潜在风险应予注意,有血栓性疾病、心脑血管疾病高危因素及 40 岁以上吸烟女性不宜应用。

(二)手术注意事项

1.诊断性刮宫术

对无性生活史的青少年患者,仅适用于大量出血且药物治疗无效需立即止血或检查子宫内膜组织学者。刮宫时间:无排卵性功血应于月经前3~7天或月经来潮6小时内刮宫,以确定排卵或黄体功能;排卵性功血应在月经期第5~6天进行;不规则流血者可随时进行刮宫。详细记录刮出物的性质和量并及时送病检。

2.子宫内膜切除术

术前1个月可口服达那唑600 mg,每天一次,可使内膜萎缩,子宫体积缩小,减少血管再生,使手术时间缩短,出血减少,增加手术安全性。

3.子宫切除术

因功血行子宫切除术,应征得患者及家属充分的知情同意。

第四节　多囊卵巢综合征

一、概述

(一)定义

多囊卵巢综合征(PCOS)是最常见的妇科内分泌疾病之一。它以雄激素过高的临床或生化表现、持续无排卵、卵巢多囊改变为特征,常伴有胰岛素抵抗和肥胖。

(二)主要发病机制

发病机制可能涉及:下丘脑-垂体-卵巢轴调节功能异常;胰岛素抵抗和高胰岛素血症;肾上腺内分泌功能异常。

(三)临床表现

PCOS好发于青春期及生育期妇女,常有以下临床症状。

1.月经失调

常在初潮后即出现月经失调,主要表现为月经稀发、经量少,后出现继发性闭经。少数患者表现为月经过多或不规则出血。

2. 不孕

因月经失调及持续无排卵状态可导致不孕。由于异常的激素环境影响卵子质量、子宫内膜容受性及胚胎的早期发育，即使妊娠也容易发生流产。

3. 男性化表现

高雄激素影响下，PCOS 女性呈现不同程度多毛，表现为阴毛浓密且呈男性分布。过多的雄激素转化为活性更强的双氢睾酮后，刺激皮脂腺分泌过盛，可出现痤疮。另外，还有阴蒂肥大、乳腺萎缩等。极少数病例有男性化征象如声音低沉、喉结明显。

4. 肥胖

40%～60% 的 PCOS 患者体质指数（body mass index, BMI）≥25。这可能与长期雌激素或雄激素过多刺激，或其他内分泌、代谢紊乱和遗传特征，引起脂肪堆积有关。不仅腹壁，甚至内脏器官间也出现脂肪堆积，从而导致代谢异常、心血管疾病等远期综合征。

5. 黑棘皮症

外阴、腋下、颈背部、乳房下和腹股沟等皮肤皱褶处出现或大或小天鹅绒样、片状、角化过度、呈灰棕色的病变，称黑棘皮症，与高雄激素和胰岛素抵抗及高胰岛素血症有关。

6. 卵巢增大

可触及一侧或两侧增大的卵巢。B 型超声检查可见一侧或两侧卵巢内直径 2～9 mm 的卵泡≥12 个，和（或）卵巢体积≥10 cm^3。

7. 远期并发症

(1) 肿瘤：持续、无周期性的高雌激素水平和升高的雌酮与雌酮/雌二醇比值对子宫内膜的刺激，又无孕激素拮抗，可增加子宫内膜癌和乳腺癌的发病率。

(2) 心血管疾病：血脂代谢紊乱引起动脉粥样硬化，从而导致冠心病、高血压等。

(3) 糖尿病：胰岛素抵抗和高胰岛素血症、肥胖，容易发展为隐性糖尿病或糖尿病。

(四) 治疗原则

以调整月经周期、降低血雄激素水平、改善胰岛素抵抗以及有生育要求者促排卵为主，兼以调整生活方式，控制体重。

1. 调整月经周期

可采用口服避孕药和孕激素后半周期疗法，有利于调整月经周期，纠正高雄激素血症并改善高雄激素血症临床表现。其周期性撤退性出血可改善子宫内膜状态,预防子宫内膜癌发生。

(1)口服避孕药:开始即用孕激素限制雌激素的促内膜生长作用,使撤退性出血逐渐减少,其中雌激素可预防治疗过程中孕激素的突破性出血。口服避孕药可很好地控制周期,尤其适用于有避孕需求的生育期患者。

(2)孕激素后半期疗法:于月经周期后半期(月经第 16~25 天)口服地屈孕酮片 10 mg/d,每天 2 次,共 10 天。或醋酸甲羟孕酮 10 mg/d,连用 10 天,或肌内注射黄体酮 20 mg/d,共 5 天。

2.多毛、痤疮及高雄激素治疗

可采用短效口服避孕药,首选复方醋酸环丙孕酮。该药可减少雄激素合成,阻断雄激素外周作用;通过抑制下丘脑-垂体促黄体生成素(LH)分泌而抑制卵泡膜细胞高雄激素生成。痤疮治疗需用药 3 个月,多毛治疗需用药 6 个月,但停药后高雄激素症状将恢复。

3.胰岛素抵抗治疗

适用于肥胖或伴有胰岛素抵抗者,可采用二甲双胍治疗。二甲双胍可增强周围组织对葡萄糖的摄入、抑制肝糖原产生并增强胰岛素敏感性、减少餐后胰岛素分泌、改善胰岛素抵抗。用法:500 mg,每天 2~3 次,3~6 个月后复诊,了解月经及排卵恢复情况,有无不良反应,复查血胰岛素。若无月经,须加用孕激素调整月经。

4.促排卵治疗适用于有生育要求患者

(1)氯米芬:与下丘脑和垂体的内源性雌激素受体相竞争,解除对垂体分泌促性腺激素的抑制,促进 FSH 和 LH 的分泌,从而诱发排卵,排卵多发生在停药 7 天左右。用法:自然或人工诱发月经周期的第5天开始 50~100 mg/d,共 5 天。用药期间应做基础体温测定,如能应用 B 超监测卵泡发育,则更能确定是否排卵及卵泡发育情况。当卵泡直径达 18~20 mm 时,可肌内注射 HCG 5 000~10 000 IU,以诱发排卵。治疗后排卵率为 60%~80%,妊娠率为 30%~40%,有 20%~25%的患者治疗无效。

(2)尿促性腺激素(HMG):每支含尿促卵泡素(FSH)、LH 各 75 IU。常规用法:自然月经来潮或黄体酮撤退出血第 5 天,每天肌内注射 HMG 1/2~1 支,根据 B 超监测卵泡发育情况增减用量,当优势卵泡直径达18 mm时,肌内注射 HCG 5 000~10 000 IU 以诱发排卵,当有 3 个卵泡发育时应停用 HCG,预防 OHSS 的发生。

5.手术治疗

(1)卵巢楔形切除术:1956年Stein报道应用卵巢楔形切除术治疗PCOS患者,取得良好效果,很多患者恢复了月经并获得妊娠。但术后可发生盆腔粘连,影响妊娠,加之氯米芬诱发排卵药的问世,目前已基本不采用。

(2)腹腔镜下卵巢打孔术:主要适用于BMI≤34,LH>10 mIU/mL,游离睾酮高者以及氯米芬和常规促排卵治疗无效的患者。现多采用激光将看到的卵泡全部给予气化和引流,许多妊娠发生在腹腔镜术后1~6个月。其主要并发症仍是盆腔粘连,偶然会发生卵巢早衰,适用于对氯米芬无效的患者。

6.体外受精-胚胎移植

对单纯应用促排卵治疗仍未妊娠者,也可采用体外受精-胚胎移植方法助孕。

二、护理评估

(一)健康史

详细询问患者月经史,包括初潮年龄、月经周期、经期、经量等情况,询问患者及其家族的既往疾病史,了解患者生育史、血压、体重、饮食、运动状况等。

(二)生理状况

1.症状

月经失调;不孕。

2.体征

多毛、痤疮;肥胖;黑棘皮症。

3.辅助检查

(1)基础体温测定:表现为单相型基础体温曲线。

(2)B超检查:卵巢增大,一侧或两侧卵巢多囊改变。连续监测未见主导卵泡发育及排卵迹象。

(3)诊断性刮宫:应选在月经前数天或月经来潮6小时内进行,刮出的子宫内膜呈不同程度的增生改变,无分泌期改变。

(4)腹腔镜检查:见卵巢增大,包膜增厚,表面光滑,呈灰白色,有新生血管。包膜下显露多个卵泡,无排卵征象,无排卵孔、无血体、无黄体。

(5)内分泌测定:雄激素水平高、雌激素改变、促性腺激素变化、胰岛素抵抗、血清催乳素水平升高,腹部肥胖者应检测空腹血糖及口服葡萄糖耐量试验,还应检测空腹胰岛素及葡萄糖负荷后血清胰岛素。

(三)高危因素

1.遗传因素

有 PCOS、糖尿病、高血压、肥胖家族史的少女患青春期的 PCOS 的风险更高。

2.环境因素

超重、肥胖及继发的胰岛素抵抗。

3.其他因素

心理障碍如抑郁、焦虑;饮酒;睡眠质量差;慢性炎症;铁代谢异常等。

(四)心理-社会因素

(1)多毛、痤疮等高雄激素的临床表现和肥胖,可能导致自我形象紊乱和自尊低下。

(2)不孕患者担心家人不理解,影响家庭关系。

三、护理措施

(一)一般护理

妇科常规护理。

(二)症状护理

(1)月经失调者需定期合理应用药物调整月经周期。

(2)肥胖者应控制饮食和增加运动以降低体重、缩小腰围,可增加胰岛素敏感性,降低胰岛素、睾酮水平,从而恢复排卵及生育功能。

(三)用药护理

遵医嘱合理正确使用药物。

1.调整月经周期

常用药物如下述。

(1)避孕药:为雌孕激素联合周期疗法,常用口服短效避孕药,周期性服用,疗程一般为 3~6 个月,可重复使用,能有效抑制毛发生长和治疗痤疮。口服避孕药不宜用于有血栓性疾病、心脑血管疾病及 40 岁以上吸烟的女性。青春期女孩应用口服避孕药前,应做好充分的知情同意。服药初期可能出现食欲缺乏、恶心、呕吐、乏力、头晕、乳房胀痛等反应,一般不须特殊处理。

(2)孕激素:后半周期疗法,适用于无严重高雄激素症状和代谢紊乱的患者。于月经周期后半期(第 16~25 天)口服地屈孕酮片 10 mg,每天 1 次,共 10 天,或肌内注射黄体酮 20 mg,每天 1 次,共 5 天。

2.降低血雄激素水平

常用药物如下述。

(1)复方醋酸环丙孕酮(达英-35):治疗高雄激素血症首选的药物。从自然月经或撤退出血第 1~5 天服用,每天 1 片,连续服用 21 天。停药约 5 天开始撤退性出血,撤退出血第 1~5 天重新开始用药。至少 3~6 个月。告知患者停药后高雄激素症状将恢复。

(2)糖皮质激素:适用于雄激素过多为肾上腺来源或肾上腺和卵巢混合来源者,常用药物为地塞米松,每晚 0.25 mg 口服,剂量不宜超过每天 0.5 mg,以免过度抑制垂体-肾上腺轴功能。

3.改善胰岛素抵抗

可采用二甲双胍,常用剂量为每次口服 500 mg,每天 2~3 次,3~6 个月复诊,了解月经和排卵情况,复查血胰岛素。二甲双胍常见不良反应是胃肠道反应,餐中用药可减轻反应。严重的不良反应是可能发生肾功能损害和乳酸性酸中毒,需定期复查肾功能。

4.诱发排卵

氯米芬为一线促排卵药物,从自然月经或撤退出血第 1~5 天开始口服,每天 1 次,每次 50 mg,共 5 天。如无排卵,遵医嘱可增加剂量。氯米芬抵抗患者可给予二线促排卵药物,如促性腺激素等。诱发排卵时易发生卵巢过度刺激综合征,需严密监测。

(四)手术护理

1.手术指征

严重的多囊卵巢综合征患者及对促排卵治疗无效者需行手术治疗。

2.手术方式

腹腔镜下卵巢打孔术或卵巢楔形切除术。

3.手术护理

见本章相关内容。

(五)心理护理

(1)告知患者坚持治疗的重要性,多毛、痤疮、肥胖等症状会逐步缓解或消除,纠正自我形象紊乱,增强自尊心。

(2)告知患者通过规范治疗,有可能受孕,同时和家属沟通,希望家人给予患者理解和鼓励,保持家庭关系和睦。

四、健康指导

(1)为患者讲解疾病知识以及生活方式的调整对疾病的影响,无论是否有生育要求,均应控制饮食、加强身体锻炼,控制体重;戒烟、戒酒,避免抽烟喝酒影响自身内分泌。

(2)指导患者饮食应以低脂高蛋白为主,少食用动物脂肪,鼓励食用新鲜低糖水果、蔬菜和粗粮,避免辛辣刺激的食物。

(3)说明遵医嘱合理用药的重要性,详细讲解药物的作用、不良反应及具体用药方法。

(4)多囊卵巢综合征常发病于青春期和生育期,以无排卵、不孕和肥胖、多毛等临床表现为主;中老年则出现因长期代谢障碍导致高血压、糖尿病、心血管疾病等,还可能增加子宫内膜癌、乳腺癌的发病率,因此要指导患者坚持长期正规的治疗,以减少远期并发症的发生。

五、注意事项

性激素使用时,应准时准量给药,保证药物在体内的稳态浓度,不得随意停服和漏服,避免因药量不足致撤退性出血。

第五节 子宫内膜异位症

一、概述

(一)定义、发病率

子宫内膜组织(腺体和间质)出现在子宫体以外的任何部位时,称为子宫内膜异位症,简称内异症。子宫内膜异位症为良性病变,但具有类似恶性肿瘤的远处转移和种植生长能力。多发生在育龄妇女,其中76%在25～45岁。

(二)主要发病机制

其发病机制尚未完全阐明,目前认为比较相关的有子宫内膜种植学说、体腔上皮化生学说等。

(三)临床表现

1.症状

子宫内膜异位症的临床表现呈现多样化,与病变部位有关。症状主要包括疼痛、不孕和器官功能异常。约 25% 的患者无任何症状。

(1)痛经和慢性盆腔痛:最典型的症状为继发性痛经,进行性加剧,但并非所有患者都有此症状。痛经常于月经前 1~2 天出现,月经第 1 天剧烈,月经后消失。疼痛部位多为下腹深部和腰骶部,可放射至会阴、肛门及大腿。部分患者伴有直肠刺激症状,表现为稀便和大便次数增多。少数患者长期下腹痛,形成慢性盆腔痛,至经期加剧。

(2)性交痛:当子宫直肠陷凹有异位灶时,会表现为深部性交痛。

(3)月经异常:经量增多、经期延长或月经淋漓不净。月经异常可能与病灶破坏卵巢组织,影响卵巢功能有关;部分患者可能与合并子宫腺肌症或子宫肌瘤有关。

(4)不孕:子宫内膜异位症患者不孕率高达 40%~50%,不孕妇女中子宫内膜异位症发生率占 20%~40%。子宫内膜异位症对不孕的影响是多因素、多环节共同作用所致的结果,异位内膜组织可引起局部炎症反应及免疫失调。炎症反应可致输卵管阻塞、盆腔粘连等从而改变盆腔正常解剖结构及功能,干扰输卵管的"拾卵"、受精卵的运输及排卵功能;免疫失调影响卵子质量、降低受精能力、使子宫内膜容受性下降,胚胎着床率降低、流产率增加等。

(5)急性腹痛:卵巢子宫内膜异位囊肿因为张力较大或囊肿壁厚薄不均,可在围月经期或性交时发生囊肿破裂,囊内液体刺激腹膜引起急性腹痛。

(6)其他症状:消化道子宫内膜异位症的肠道症状可出现排便困难、腹泻、便秘、排便痛和血便。

2.体征

典型的盆腔子宫内膜异位症妇科检查时可发现子宫后倾固定,子宫直肠陷凹、宫骶韧带或子宫后壁下段等部位可扪及触痛性结节,一侧或双侧附件区触及囊实性包块,活动性差,往往有压痛。

(四)治疗原则

应根据患者年龄、症状、病变部位和范围以及对生育要求等加以选择,强调治疗个体化。症状轻或无症状的轻微病变可选择期待治疗;有生育要求的轻度患者经过全面评估判断后先给以药物治疗,重者行保留生育功能手术;年轻无生育要求的重症患者,可行保留卵巢功能手术,并辅以激素药物;症状及病变均严重的无生育要求者,考虑行根治性手术。腹腔镜手术是首选的手术方法,目前认为腹腔镜确诊后手术＋药物为内异症的金标准治疗。

1.期待疗法

适用于轻度子宫内膜异位症且无严重症状的患者。有生育要求者应尽早行不孕的各项检查,去除引起不孕原因,使其尽早受孕。一旦妊娠,异位内膜病灶坏死萎缩,分娩后症状缓解并有望治愈。

2.药物治疗

目前治疗子宫内膜异位症药物的作用机制为抑制排卵,降低雌激素水平,使子宫内膜及异位内膜蜕膜化或萎缩。常用药物如高效孕激素、达那唑、孕三烯酮以及促性腺激素释放激素类似物(gonadotropin releasing hormone anoloug,GnRHa)。GnRHa 作用于垂体 GnRH 受体,在最初的激动作用后产生降调节作用,使垂体促性腺激素分泌下降,引起类似绝经的雌激素状态,导致子宫内膜萎缩和闭经。异位子宫内膜可表达 GnRH 受体,GnRHa 可直接抑制降低子宫内膜异位症组织的炎性反应、抑制血管生成和促进凋亡。

3.手术治疗

手术方式有开腹手术和腹腔镜手术两种。腹腔镜手术是本病最佳处理方法。

(1)保留生育功能的手术:明确诊断并去除或破坏肉眼所能见到的异位内膜病灶,分离粘连恢复正常解剖结构,保留子宫和双侧或一侧附件。适用于年轻患者和有生育要求的患者。

(2)保留卵巢功能的手术:切除子宫和病灶,保留至少一侧或部分卵巢的手术,又称为半根治手术。适用于无生育要求的 45 岁以下并且症状明显的患者。

(3)根治性手术:适用于 45 岁以上重症患者。术中切除子宫、双附件及盆腔内所有异位内膜灶,术后几乎不复发。

4.子宫内膜异位症相关不孕症的治疗

(1)腹腔镜手术:无论轻度或中重度子宫内膜异位症,腹腔镜手术是首选。手术主要切除并减灭异位病灶,恢复盆腔解剖,必要时阻断盆腔神经通路,从而达到缓解症状、改善不孕以及预防及延迟复发的目的。

(2)辅助生育技术:常用的辅助生育技术包括宫腔内人工授精(intrauterine insemination,IUI)、体外受精-胚胎移植(IVF-ET)及其衍生技术。如输卵管正常,术中发现轻微病变,应行电灼术,然后等待 6 个月,期间有 30% 的受孕机会。

如未妊娠可根据夫妇愿望、女方年龄、经济条件等因素选择辅助生育技术。

（3）药物治疗：药物治疗对改善生育状况帮助不大，但有研究表明辅助生育技术联合 3～6 个月 GnRHa 能有效提高妊娠率。

二、护理评估

(一)健康史

了解患者既往病史、药物过敏史；了解患者婚育史，是否有不孕或性交痛，是否有人流史及输卵管手术史；了解患者月经史，是否有痛经，痛经发生的时间、伴随症状、痛经时是否卧床休息或使用药物镇痛；了解是否有月经过多及经期延长，经期前后有无排便坠胀感；了解是否有周期性尿频；了解腹壁瘢痕或脐部是否会出现周期性局部肿块及疼痛。

(二)生理状况

1.症状

疼痛是内异症的主要症状，典型症状为继发性痛经、进行性加重。了解下腹疼痛的部位、性质、伴随症状、与经期的关系。

2.体征

卵巢异位囊肿较大时，妇科检查可触及与子宫粘连的肿块，破裂时可有腹膜刺激征。典型盆腔内膜异位症行双合诊检查时，可扪及触痛性结节，触痛明显。如阴道直肠受累，可在阴道后穹隆触及甚至看到突出的紫蓝色结节。

3.辅助检查

（1）影像学检查：B 型超声检查可提示内异症位置、大小和形态；盆腔 CT 和MRI 对盆腔内异位症有诊断价值。

（2）腹腔镜检查和活组织检查：是目前国际公认的内异症诊断的最佳方法。只有在腹腔镜或剖腹探查直视下才能确定内异症临床分期。

（3）血清 CA125：中、重度内异症患者血清 CA125 数值可能升高。

(三)高危因素

1.年龄

育龄期是内异症的高发年龄，与内异症是激素依赖性疾病的特点相符合。

2.遗传因素

妇女直系亲属中患有此病者发病率高，与基因遗传相关。

3.手术史

与医源性种植有关。

(四)心理-社会因素

了解患者对疾病的认知,是否有紧张、焦虑等表现;了解患者家庭关系;了解患者的经济水平等。

三、护理措施

(一)一般护理

妇科常规护理。

(二)症状护理

1.疼痛护理

告知患者疼痛发生的原因,疼痛剧烈时可卧床休息,必要时可遵医嘱给予镇痛药物。

2.阴道流血的护理

出血明显大于既往月经量的患者,注意收集会阴垫,评估出血量。按医嘱给予止血药,必要时输血、补液、抗感染治疗,指导患者做好会阴部清洁,防止感染。

3.压迫症状的护理

当患者出现局部压迫致排尿排便不畅时,可给予导尿,以缓解尿潴留,指导患者进食富含纤维素的蔬菜,如芹菜,必要时使用缓泻剂软化粪便,缓解便秘症状。

(三)用药护理

1.口服避孕药物

适用于轻度内异症患者,常用低剂量高效孕激素和炔雌醇复合制剂,用法为每天 1 片,连续用 6~9 个月,护士需观察药物疗效,观察有无恶心、呕吐等不良反应。

2.注射药物治疗

常使用 GnRH-α 类药物,用药频率为每 4 周注射 1 次,治疗时间 3~6 个月,护士需观察药物疗效,观察有无潮热、阴道干涩、性欲降低等不良反应。

3.孕激素类药物

常用为甲羟孕酮、甲地孕酮或炔诺酮,30 mg/d,使用时护士需观察患者是否有恶心、轻度抑郁、水钠潴留、体重增加、不规则点滴出血等不良反应,停药数月后痛经可缓解,月经恢复。

(四)手术护理

1.术前护理

详见本章相关内容。

2.术后护理

详见本章相关内容。

(五)心理护理

(1)理解并尊重患者,耐心解答其提出的问题,缓解其压力。

(2)鼓励患者诉说内心的真实感受,讲解疾病知识,增强其治疗疾病的信心。

(3)协助其取得家人的理解和帮助,提供足够的支持系统。

四、健康指导

(1)指导患者出院后 3 个月到门诊复查,了解术后康复情况。

(2)子宫内膜异位灶切除及全子宫切除患者禁止性生活 3 个月,禁止盆浴 3 个月,可淋浴。

(3)指导患者遵医嘱按时服药,定期做 B 超检查子宫内膜异位症的治疗效果,如出现超过月经量的阴道出血、异常分泌物、下腹疼痛及时到医院就诊。

(4)指导非手术治疗患者注意饮食卫生,多进食水果、干果,月经前后,注意勿进食过热过冷的食物。

五、注意事项

(1)子宫内膜异位症为良性病变,但具有类似恶性肿瘤的远处转移和种植生长能力。手术后容易复发,因此术后常常需配合药物治疗,药物治疗过程中如出现严重的绝经期症状,可酌情反向添加治疗以提高雌激素水平,降低相关血管症状和骨质疏松的发生,也可提高患者的顺应性。

(2)子宫内膜异位症患者不孕率高达 40%,应注意做好与不孕相关的健康指导。

参 考 文 献

[1] 任潇勤.临床实用护理技术与常见病护理[M].昆明:云南科技出版社,2020.

[2] 吴欣娟.临床护理常规[M].北京:中国医药科技出版社,2020.

[3] 潘洪燕,龚姝,刘清林.实用专科护理技能与应用[M].北京:科学技术文献出版社,2020.

[4] 张广清,周春兰.突发公共卫生事件护理工作指引[M].广州:广东科技出版社,2020.

[5] 张世叶.临床护理与护理管理[M].哈尔滨:黑龙江科学技术出版社,2020.

[6] 马秀芬,王婧.内科护理[M].北京:人民卫生出版社,2020.

[7] 黄幼霞,陈明珠,何燕.用药护理[M].上海:上海科学技术出版社,2020.

[8] 褚杰,朱艳丽,王志敏.护理药理[M].北京:高等教育出版社,2020.

[9] 杨玉梅,余虹.基础护理[M].北京:北京出版社,2020.

[10] 曾菲菲,张绍敏.护理技术[M].北京:北京大学医学出版社,2020.

[11] 陈远霞.护理伦理[M].北京:人民卫生出版社,2020.

[12] 曾广会.临床疾病护理与护理管理[M].北京:科学技术文献出版社,2020.

[13] 窦超.临床护理规范与护理管理[M].北京:科学技术文献出版社,2020.

[14] 万霞.现代专科护理及护理实践[M].开封:河南大学出版社,2020.

[15] 梁玉玲.基础护理与专科护理操作[M].哈尔滨:黑龙江科学技术出版社,2020.

[16] 张书霞.临床护理常规与护理管理[M].天津:天津科学技术出版社,2020.

[17] 翟荣慧.临床护理实践指导与护理管理[M].北京:科学技术文献出版社,2020.

[18] 张俊花.临床护理常规及专科护理技术[M].北京:科学技术文献出版

社,2020.

[19] 赵艳东.临床护理基础理论及护理实践[M].北京:科学技术文献出版社,2020.

[20] 王婷,王美灵,董红岩.实用临床护理技术与护理管理[M].北京:科学技术文献出版社,2020.

[21] 左岚.现代临床护理实践与护理管理[M].北京:科学技术文献出版社,2020.

[22] 郑学风.实用临床护理操作与护理管理[M].北京:科学技术文献出版社,2020.

[23] 屈庆兰.临床常见疾病护理与现代护理管理[M].北京:中国纺织出版社,2020.

[24] 肖娟.实用护理技术与专科护理规范[M].长春:吉林科学技术出版社,2020.

[25] 雷颖.基础护理技术与专科护理实践[M].开封:河南大学出版社,2020.

[26] 陈艳琼.新编专科护理理论与护理实践[M].开封:河南大学出版社,2020.

[27] 汤优优.现代护理管理与常见病护理[M].北京:科学技术文献出版社,2020.

[28] 刘永华,姜琳琳,谈菊萍.基础护理技术[M].武汉:华中科技大学出版社,2020.

[29] 吕晓民.当代护理技术与临床[M].北京:科学技术文献出版社,2020.

[30] 武琳.综合护理与临床实践[M].哈尔滨:黑龙江科学技术出版社,2020.

[31] 姜琳琳,靳晶.社区护理[M].武汉:华中科学技术大学出版社,2020.

[32] 祝介云.护理管理学[M].天津:天津科学技术出版社,2020.

[33] 王庆华,张瑞星.护理研究[M].北京:人民卫生出版社,2020.

[34] 吴婷婷,范亚勤.基层医院子宫动脉栓塞术治疗妇科疾病的护理体会[J].中国保健营养,2020,30(10):189-190.

[35] 张朝鲁蒙,索改霞.骨折的护理[J].中国蒙医药(蒙),2019,(7):111-112.

[36] 陈鸿雁,韩雨,浦素.临床护理路径在支气管哮喘护理中的应用[J].健康大视野,2021,29(1):106.

[37] 张莉莉.整体护理干预在妇科疾病护理中的应用[J].华夏医学,2019,32(1):125-127.

[38] 王洪杰.肾内科护理应用全程优质护理模式的临床干预价值[J].中国医药指南,2021,19(1):173-174.

[39] 李丹丹.多发性骨折的护理[J].继续医学教育,2019,33(1):93-95.